AF495933

DE LA

CHLOROSE

CHEZ L'HOMME,

PAR

J. UZAC,
Docteur en Médecine de la Faculté de Paris.

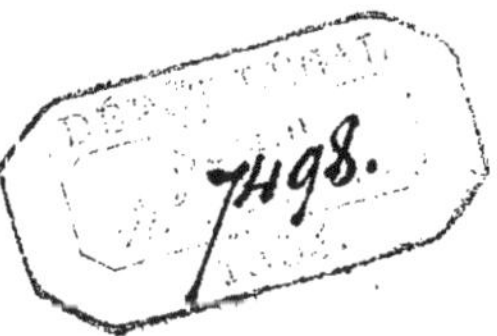

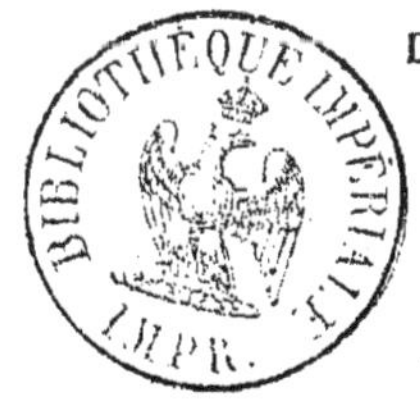

Ars medica tota in observationibus.
(Baglivi.)

PARIS.
J.-B. BAILLIÈRE, LIBRAIRE DE L'ACADÉMIE IMPÉRIALE DE MÉDECINE,
rue Hautefeuille, 19.
LONDRES, MÊME MAISON, 219, REGENT-STREET.

1853

Paris. — RIGNOUX, Imprimeur de la Faculté de Médecine, rue Monsieur-le-Prince, 31.

DE LA

CHLOROSE CHEZ L'HOMME.

Ars medica tota in observationibus.
(BAGLIVI.)

INTRODUCTION.

La chlorose est-elle le partage exclusif du sexe féminin? Cette question, résolue affirmativement par les uns et négativement par les autres, est restée jusqu'à présent en litige. Bien que dans la plupart des livres classiques on admette que cette maladie puisse se produire dans le sexe masculin, on ne discute pas suffisamment cette opinion; et pour beaucoup de médecins encore, il existe sur la possibilité de son développement chez l'homme un vague, une indécision, qui nous ont déterminé à rechercher dans la science ce qui a trait à ce point si important de l'histoire de cette maladie.

L'obscurité qui a régné si longtemps sur ce sujet tient à diverses causes :

Parmi les formes variées qu'affecte la chlorose, on n'avait guère étudié que celle qui se développe chez la jeune fille; dans ce cas même, elle n'avait pas été considérée sous son véritable point de vue: on la regardait comme un symptôme de l'aménorrhée, tandis qu'elle en est, au contraire, la cause, ou n'a avec elle que des rapports indirects. En effet, si les troubles de la menstruation semblent précéder la chlorose, c'est qu'ils constituent souvent un des premiers symptômes de la maladie.

On avait cru aussi pendant longtemps que la chlorose ne se rencontrait chez la femme que dans les premières années qui suivent l'établissement de la puberté, parce qu'on la voit se développer plus fréquemment à cette époque de la vie ; mais aujourd'hui on sait qu'elle peut se manifester à tous les âges, avant la puberté comme après l'époque critique, et qu'elle peut s'établir, bien que le flux menstruel ait lieu, se dissiper, quoique ce flux demeure suspendu, ou persister, malgré le retour de cette évacuation périodique.

D'un autre côté, la chlorose chez l'homme, de même que chez la femme, était prise, à cause de certains symptômes prédominants, tantôt pour une gastrite, tantôt pour une congestion cérébrale, ailleurs pour une affection du cœur, etc., maladies parfaitement imaginaires dans ces cas; de là des erreurs déplorables dans le traitement.

De nos jours, une autre source de méprise vient de ce que quelques médecins considèrent la chlorose comme une affection distincte de l'anémie, tandis qu'il n'y a entre elles aucune différence capitale et qu'elles ne sont tout au plus que deux variétés de la même affection.

La diversité d'opinion sur la nature de la chlorose n'a pas peu contribué aussi à entretenir la confusion, comme on le verra plus loin.

Quant à la chlorose symptomatique, elle n'était pas toujours distinguée de l'affection principale qui lui avait donné naissance. Or cette variété est très-commune et touche à toute la pathologie comme complication.

Enfin les doctrines exclusives qui, tour à tour, ont régné en médecine ont elles-mêmes été un obstacle au progrès, ce qui a empêché encore de constater l'existence de la chlorose chez l'homme.

Pour comprendre, en effet, les phénomènes de la santé et de la maladie, on doit étudier à la fois les solides et les liquides qui entrent dans la composition de l'organisme, ainsi que les forces qui le régissent; c'était l'enseignement de l'école de Cos. Mais c'est de la considération exclusive, qu'on fit plus tard, d'une seule des faces de cette triple question, que naquirent les systèmes incomplets de l'humorisme, du vitalisme et du solidisme, qui, chacun pris isolément, forment un contre-sens pathologique, selon l'expression de Bichat.

Galien reprochait déjà aux médecins de son temps l'abandon des principes de l'école grecque.

L'humorisme, qui, sous différentes formes, fut la doctrine médicale dominante depuis l'époque de Galien jusqu'à la fin du siècle dernier, combattu alors par les vitalistes et les solidistes, croula sous leurs coups et disparut presque complétement; pendant le règne de ces dernières doctrines, on fit peu d'attention à l'altération des humeurs.

A leur tour, les partisans de Stahl, d'Hoffmann, de Bordeu, de Barthez, rattachant au principe vital la production des maladies, recherchaient plutôt la faiblesse des propriétés vitales que les altérations des liquides qui abondent dans l'économie.

Enfin les disciples de Cullen, de Brown, de Broussais, ne s'occupèrent à peu près que des affections locales, attendu qu'ils faisaient dépendre les maladies de l'altération primitive des solides.

Cette tendance des esprits, et par conséquent la négligence apportée dans l'examen des humeurs, n'étaient guère favorables à l'étude de la chlorose.

Aussi les pathologistes modernes, qui avaient cru pouvoir résoudre toutes les questions pratiques au moyen de l'exploration des organes et en suivant jusqu'à ses dernières limites le solidisme exclusif, tombèrent dans cette impuissance qui accompagne toujours la considération isolée d'un seul des trois systèmes dont nous avons parlé, et force a été d'avoir recours à tous à la fois.

C'est pour cela que, depuis plusieurs années, on remarque un retour à l'étude des altérations que les humeurs éprouvent dans l'état de maladie.

C'est ce retour qu'avait pressenti Bichat, lorsqu'il écrivait : « On a sans doute exagéré la médecine humorale; mais elle a des fondements réels, et dans une foule de cas, on ne peut disconvenir que tout doit se rapporter au vice des humeurs» (*Anatomie générale*, t. 1, Considérations préliminaires).

On peut dire, en effet, que l'humorisme, qui régna seul autrefois, reparaît sous une nouvelle forme, plus positive, plus rationnelle. Les pathologistes de nos jours, tout en accordant au principe de la vie et aux solides la part qui leur revient dans la production des maladies, cherchent, par l'examen des liquides, à faire comprendre quelle est l'importance de leur rôle dans l'organisme.

Il fallait arriver à notre époque pour voir définir et établir expérimentalement, dans les maladies, ces altérations qui, jusque-là, n'étant admises que par voie d'induction, auraient pu de nouveau retomber dans un oubli fâcheux.

L'humorisme, envisagé de la sorte, est, selon nous, destiné à éclairer les points les plus importants de la pathologie, et, en particulier, de la chlorose.

Dans l'imperfection où la science est restée si longtemps, et lorsqu'il s'agit d'une maladie si complexe, l'obscurité dont la chlorose a été environnée n'a donc rien qui étonne, et, quoique l'état chlorotique, chez les deux sexes, se rencontre à chaque pas dans la pratique, on comprend qu'il est des époques où, l'attention ne se dirigeant pas sur certains objets, ces objets, malgré leur fréquence, passent pour ainsi dire inaperçus.

Mais aujourd'hui la découverte de l'auscultation, les recherches sur les bruits des artères, la constatation des altérations du sang par l'analyse chimique, ont permis d'étudier la chlorose à toutes ses périodes, dans toutes ses variétés, et tous les points de son histoire; d'envisager les lésions du sang qui s'y rattachent dans leurs rapports avec les divers phénomènes de la maladie et de rendre son diagnostic plus précis.

Toutefois l'existence de la chlorose chez l'homme n'étant pas encore admise par tous les médecins, nous avons recherché dans la science les observations sérieuses de la forme idiopathique de cette maladie dans le sexe masculin, et avec elles nous construirons sa nosographie. Si quelquefois nous avons recours à des documents en dehors de nos observations, nous en indiquerons la source avec soin.

Dans le cours de ce travail, il nous faudra souvent parler de la chlorose chez la femme. Ces deux études ne sauraient être tout à fait isolées; elles se complètent l'une l'autre.

I. HISTORIQUE.

L'existence de la chlorose dans les deux sexes n'avait pas échappé à l'observation des anciens; s'ils n'ont pas donné à cette maladie un nom spécial, on peut cependant recueillir dans leurs œuvres des lambeaux épars de descriptions qui s'y rattachent.

On trouve dans Hippocrate la sentence suivante, qu'il appliquait à l'homme comme à la femme . « Ceux qui jusqu'à l'âge de sept ans se portent bien, avec le visage pâle, et qui, en avançant en âge, éprouvent des difficultés de respirer, avec des envies de manger de la terre, donnent des signes de sang gâté et de faiblesse » (*Coaques*, liv. 2, chap. 13, sentence 14; Foës, traduct. de l'*Encyclopédie des scienc. méd.*).

On lit ailleurs : « Tous ceux qui dans la jeunesse ont la couleur mauvaise pendant longtemps, mais non pas continuellement bilieuse, soit homme, soit femme, seront sujets à des maux de tête. Ils mangent du gravier, de la terre, et ils ont des hémorrhoïdes. La couleur bilieuse opiniâtre, qui ne provient pas d'un ictère décidé, amène les mêmes maux; mais au lieu de manger du gravier et de la terre, ceux-ci éprouvent plus de douleur aux hypochondres que les premiers. Ceux qui sont longtemps pâles, et ont le visage enflé, éprouvent des douleurs aux entrailles, ou bien il y a quelque mal à l'anus. Du reste, les maux dont il est ici question restent cachés pendant longtemps, pour se manifester ensuite ou tous ou la plupart. » (Hippocrate, *Predict.*, sent. 41, loc. cit.)

Il y a encore plusieurs indications analogues dans le traité *des Maladies internes*.

Or ce sont là les principaux symptômes de la chlorose, l'indication de quelques-unes de ses variétés et même de sa lésion anatomique, c'est-à-dire l'altération du sang.

Dans le traité *des Maladies des jeunes filles*, Hippocrate décrit encore, à propos de la suppression des menstrues, quelques symptômes qui se rapportent à la chlorose.

Mais Arétée et Cœlius Aurelianus, les premiers, décrivirent plus distinctement, sous le nom de cachexie, les symptômes pathognomoniques de la chlorose chez les deux sexes, et en indiquèrent plus heureusement les causes.

Arétée, en parlant de la coloration des cachectiques, signale quelques particularités qui appartiennent évidemment à la chlorose (*de Causis et signis morb.*, lib. 1, cap. 16).

Voici un passage de Galien relatif à la suppression des menstrues : « On observe des douleurs dans les lombes, au cou, vers le front et à la base des orbites, la décoloration de la peau, le gonflement des pieds, l'appétit et la digestion dépravés » (*Opera Galeni et Hipp.*, t. 13; Lutetiæ, 1679; *de Locis affectis*, page 519).

De même que ses prédécesseurs, Paul d'Egine, au 7e siècle, regarde la suppression du flux cataménial comme une affection générale : « Supprimitur menstrua purgatio interim toto corpore « male affecto » (*de Re medica*, lib. 3, cap. 61, p. 175; Coloniæ, 1553). Et plus tard, le médecin arabe Sérapion exprime la même opinion : « Retinentur menstrua quando corpus totum non est sanum » (*Pract. Serapionis;* Lugd., 1525).

Quant au traitement, on lit dans la biographie de Mélampe, médecin d'Argos, qui vivait 100 ans après Moïse ou 1530 ans avant Jésus-Christ, qu'à son retour d'Égypte en Grèce, ce médecin ayant à traiter l'argonaute Iphiclus, fils de Philacus, fort chagrin de n'avoir pas d'enfants, lui fit prendre, pendant dix jours, de la rouille de fer dans du vin; ce remède produisit l'effet desiré (*Encyclopédie* de Diderot, t. 21, p. 340, édit. in-4°).

Hippocrate indique parfaitement cette propriété du fer de rendre fécondes les femmes dont la stérilité tient à la chlorose (*Opera*, edit. Foesii, t. 1, sect. 5, page 686).

Aetius conseille, dans la suppression des menstrues, le vin vieux, et un régime fortifiant et tonique.

Les anciens, du reste, prescrivaient avec succès le fer dans ces espèces de cachexies qu'ils rattachaient à des obstructions viscérales, et qui se rapportent évidemment à la chlorose. Ils employaient dans les mêmes cas le sang frais ou desséché des animaux.

Les médecins qui vinrent après suivirent encore l'autorité du père de la médecine; à l'exemple de Cœlius Aurelianus, ils comprirent la chlorose dans la cachexie, et à l'occasion surtout de la suppression menstruelle, ils décrivirent de plus en plus exactement les symptômes de la chlorose. Quant aux autres états chlorotiques, ils restèrent confondus avec diverses lésions organiques dans les divisions de la cachexie.

Dans Bernard de Gordon, professeur de la Faculté de Montpellier, on trouve un passage qu'il appliquait aux hommes et où l'on reconnaît des symptômes de la mélancolie amoureuse, symptômes qui peuvent, jusqu'à un certain point, se rattacher à la chlorose : « Ils perdent le dormir, le boire et le manger, et tout le corps amaigrist, excepté les yeulx; et ont pensées occultes et parfondes, avec souspirs et plains. Et se ils oyent chansons de séparation d'amours, tantost ils commencent à être tristes et dolens; et se ils oyent chansons de conjunctions d'amours, ils commencent à rire; leur pouls est divers et désordonné, mais il est hâtif et légier et hault; et se on nomme la femme qu'ils ayment, ou se elle passe devant eulx, ils se esmouveront, etc. » (*La Pratique de maistre Bernard de Gordon*, en français; 1495.)

Depuis Cœlius Aurelianus, la cachexie ne fut bien étudiée que par Félix Plater, Sennert et surtout par Sylvius de le Boë. Voici le résumé qu'en donne ce dernier auteur : « La cachexie est une nutrition vicieuse de tout le corps, caractérisée par un changement de couleur de la peau, en particulier de celle du visage, qui devient pâle, quelquefois jaunâtre ou bien verdâtre, et chez quelques sujets rouge ou rosée. » Ailleurs il parle de la couleur de cire.

« On observe, dans la plupart des espèces de cachexie, de la dyspnée qui augmente par les mouvements du corps, par l'ascension et par les émotions morales. Il y a souvent, manifestes à la vue, des palpipations de cœur, de la pulsation des artères au cou et aux tempes. Il existe ordinairement de la lassitude de tout le corps et surtout des jambes; assez fréquemment, le malade ressent une douleur pongitive qui serre le cœur et qui s'exaspère après l'ingestion des aliments; les urines sont habituellement aqueuses, rarement épaisses ou troubles, et elles changent sans qu'il y ait de maladie concomitante ni de cause extérieure. Enfin, chez quelques-uns, il survient une légère bouffissure, et même quelquefois de l'anasarque, quand l'humeur est séreuse, ou de la leucophlegmatie, lorsque cette humeur est pituiteuse et plus visqueuse, ou enfin, si les deux humeurs sont réunies, de l'ascite, qui occupe l'abdomen et les membres inférieurs.

« La cachexie attaque les deux sexes et tous les âges. Les femmes en sont fréquemment affectées, parce que, sous son influence, les menstrues sont retardées ou supprimées. Cette maladie accompagne assez souvent l'hypochondrie, ainsi que le scorbut, qui est une espèce importante de cachexie.

« Un sang doué des qualités vicieuses, par suite d'une nourriture incomplète, est toute la cause de la cachexie, et suivant la qualité peccante qui pervertit la nutrition, on observe plusieurs espèces de cachexies. » (*Opera med.*, *Prax. med.*, lib. 1, cap. 39, p. 279; 1679.)

Sylvius de le Boë indique pour la cachexie, une cause prochaine et un grand nombre de causes éloignées; la première, comme nous venons de le voir, il la trouve dans une altération du sang, qui peut être primitive ou consécutive à une affection organique; les autres causes, il les rapporte aux six choses non naturelles, et il insiste sur les *ingesta* et sur les *animi pathemata*.

Qui ne reconnaît dans ce qui précède la même maladie que celle étudiée avec tant de succès dans ces derniers temps par MM. Piorry, Andral et Gavarret, Bouillaud, Tanquerel, Becquerel et Rodier, Beau, etc., c'est-à-dire la *chlorose?*

Malheureusement, à l'exemple des anciens, on décrivait dans la cachexie un grand nombre d'affections qui n'avaient entre elles aucune analogie de siége ou de nature, aucun rapport de cause à effet. Ettmuller y comprenait l'ictère jaune et l'ictère noir, le scorbut, le mal hypochondriaque, la gale, l'éléphantiasis, etc. (*Colleg. pract.*, lib. 1, sect. 17, c. 3, art. 1, p. 478); Hercules Saxonia y mettait l'impetigo, les ulcères phagédéniques, etc. (*Prælect. pract.*, part. 2, cap. 27); Sylvius de le Boë établit diverses espèces de cachexie : la consomption, l'anasarque, la leucophlegmatie, l'ascite, la cachexie hypochondriaque, scorbutique, etc. (*Prax. med.*, lib. 1, cap. 39), séreuse, pituiteuse, bilieuse, acide, flatulente (*Prax. med.*, Append., tract. 5, § 522); et dans ce dernier traité de la cachexie, on trouve encore le diabète, la rétention d'urine, la gravelle, les calculs urinaires, la polyurie, la strangurie, les rétrécissements de l'urèthre, les fistules urinaires, vésicales, etc.

Ainsi donc, jusqu'à la fin du 15e siècle, les médecins connaissent la chlorose, sans la désigner sous un nom particulier; ils la considèrent comme une affection générale, *vitiosa corporis universi nutritio*, comme une maladie des deux sexes, et enfin ils la traitent par les ferrugineux. Si, plus tard, les auteurs du 16e siècle la décrivent à part, comme nous allons le voir, et lui donnent un nom, d'un autre côté ils rétrécissent le champ de son histoire, et le grand nombre ne parle plus que de la chlorose de la jeune fille. Avec cette préoccupation, les autres formes de la maladie, la chlorose, chez l'homme surtout, se trouvent implicitement renfermées dans l'histoire des cachexies.

Jusque-là aucun auteur n'avait encore fait de la chlorose une maladie spéciale et particulière à la femme.

C'est de 1520 à 1530 que Lange, consulté par un de ses amis sur la maladie de sa fille, qui avait les pâles couleurs, lui envoie son avis dans une lettre où il retrace les principaux symptômes de la chlorose, sous le nom de *morbus virgineus*, conseille le mariage pour remède, et s'invite à la noce (*Med. epist. miscellanea, Langius Lembergii;* Basileæ, 1560). A la même époque, cette affection, observée chez la jeune fille, est décrite par les auteurs sous une foule de noms : *febris alba, febris amatoria, pallidi colores, icterus albus,* etc. etc. Elle figure dès lors comme une maladie distincte, et, vers l'an 1600, elle reçoit de Varandée, doyen de la Faculté de Montpellier, le nom de *chlorose,* qu'elle porte encore aujourd'hui.

Mais Lange, Varandée, et en général les médecins de ce temps, n'envisagèrent la chlorose que chez la femme. Quant aux motifs par lesquels on expliquait l'immunité du sexe masculin, voici, entre autres, ceux que donne Roderic a Castro : « C'est parce que les hommes ont un sang plus purgé que celui de la femme; car il ne reste pas dans leur corps autant de parties excrémentitielles, à cause de la nature de leur tempérament, qui ne permet pas qu'il se produise en eux un excès de ces parties » (*de Morbis mulierum,* 1668, page 206).

Dans leur entraînement à restreindre le nombre des sujets chez lesquels se rencontrait la chlorose, non-seulement ces médecins la considéraient comme appartenant exclusivement à la femme, mais encore ne l'admettaient-ils que chez la femme jeune; ils l'appelaient *febris amatoria,* fièvre amoureuse, et voici leurs raisons : « 1° parce que cette maladie est commune surtout chez les jeunes filles les plus aimables, celles que la nature a douées des formes les plus gracieuses; 2° parce que c'est à l'âge où la maladie se déclare que les jeunes filles apprennent à aimer et à se faire aimer; 3° parce que beaucoup d'entre elles, afin de plaire et de fixer plus sûrement l'attention des hommes, s'étudient à avoir la pâleur qui accompagne la chlorose, selon le conseil d'Ovide :

> Palleat omnis amans, color est hic aptus amanti.

4° parce que l'amour, plus extravagant chez celles sur qui il exerce un grand empire, les prépare d'ordinaire à cette affection; 5° parce qu'enfin, d'après Hippocrate, les plaisirs de Vénus sont, dans cette maladie, le remède le plus puissant, parce qu'ils en sont le véritable *nepenthes* (1).

« Ces raisons s'appuient d'ailleurs du proverbe français suivant :

La fille pâle
Demande le mâle.

(GLOXIN, *de Chlorosi ;* Argentor., 1682.)

Le doyen Varandée lui-même, en traitant le même sujet, cite ces deux mauvais vers :

Il faut que dans l'amour une fille amoureuse
Soit dedans la pasleur pour être bienheureuse.

(*Maladies des femmes*, p. 2 ; 1666.)

La conséquence de cette manière de voir était donc, selon ces auteurs, que le remède spécifique contre la chlorose consistait dans le mariage, ce qui est rarement vrai.

Ces citations, que je pourrais multiplier, ne peuvent paraître oiseuses ; elles caractérisent l'esprit du temps, car elles sont prises dans les ouvrages classiques d'auteurs sérieux.

Cependant, bien que l'opinion, généralement admise alors, fût que la chlorose n'existait que chez la jeune fille, beaucoup de médecins, en particulier ceux qui considéraient cette maladie comme une cachexie, enseignaient que cette affection était commune aux deux sexes, et l'on trouve, à cet égard des renseignements précieux dans

---

Nepenthes, de νη, particule négative, et de πενθος, chagrin. Remède vanté par Homère comme un spécifique qui, mêlé au vin, dissipe le chagrin, calme la colère, etc. C'est d'Égypte qu'on tire cette substance si précieuse (*Odyssée*, liv. 4, vers 220 et suiv.). Plutarque, Macrobe, etc., ont émis l'opinion que le nom *nepenthes* n'était qu'une expression métaphorique pour peindre la puissance et le charme de la conversation et de la beauté. Adanson croit que les Grecs désignaient ainsi le chanvre des Indiens ; d'Ansse de Villoison pense que c'est l'opium des Orientaux.

la thèse d'Herrmann, remarquable par des recherches d'une érudition savante et curieuse (*Dissidia auctorum circa chloroseos nomen genus, naturam et causas*; Argentor., 1767).

Mercurialis (*Med. pract.* pag. 349; Lugd., 1617), Fernel (*Medicina*, l. 6, c. 3), Magirus (*Pathol.*, l. 2, c. 6), Van Forest (l. 18, observ. 7), Amatus Lusitanus (cent. 3), Roderic a Fonseca (t. 1, consult. 94), Hercules Saxonia (*Panth. med.*, l. 3, c. 8), Wepfer (*Encycl.*, dec. 2, obs. 68), enseignent que les hommes et les enfants cachectiques peuvent être affectés de pica, de même que les vierges et les femmes grosses.

Ranchin (*de Morbo virgin.*, sect. 3, c. 2, p. 381) et Montagnana (*Consil.*, c. 57, p. 648) affirment que les hommes sont souvent atteints de la maladie des filles, appelée *fœdus virginum color*.

Félix Plater, qui décrit les symptômes de la chlorose sous le nom de cachexie, dit formellement que cette forme de la maladie peut attaquer les deux sexes (t. 3, l. 1, c. 2; Basileæ, 1656).

Sylvius de le Boë, qui réunit aussi la chlorose à la cachexie, émet la même opinion; il ajoute que, chez les femmes particulièrement, les symptômes sont ordinairement plus graves et plus nombreux: ce sont la suppression des menstrues, des défaillances multipliées, des anxiétés de cœur inexplicables, etc. etc.; que, du côté des fonctions génératrices de l'homme comme de la femme, on observe l'impuissance et la stérilité; et que, chez la femme, si elle conçoit, on remarque une génération vicieuse soit dans la gestation, soit dans le fœtus lui-même au sein de la mère, ou après sa sortie de l'utérus (*Oper. med.*, tractat. 5, p. 705; 1679).

Fizérard, professeur de la Faculté de Montpellier, soutient que ce ne sont pas seulement les femmes qui sont affectées du chlorosis, mais encore les hommes et les enfants, et il rapporte l'exemple d'un étudiant en médecine de vingt-quatre ans, qui présenta tous les symptômes de la chlorose, et fut guéri par le traitement qu'on emploie ordinairement pour les filles chlorotiques (*Maladies des femmes*, p. 10; Paris, 1758).

Toutefois, quoique Mercatus, à propos de la suppression des

menstrues, eût déjà donné une description assez exacte des symptômes de la chlorose, il faut arriver à Hoffmann pour trouver un travail important sur la matière. La thèse d'Emmrich, généralement attribuée à Hoffmann, son maître, et imprimée dans les œuvres de ce dernier, est une bonne dissertation sur la chlorose chez la femme; tous les symptômes sont mentionnés, sauf le bruit carotidien; mais, de même que Sylvius, il parle des palpitations du cœur et des pulsations des artères du cou et des tempes, ce qui est, en quelque sorte, l'équivalent. Les observations qu'Hoffmann rapporte sont d'une concision et d'une exactitude remarquables.

C'est dans cette thèse que ce célèbre auteur, fulminant contre les médecins qui admettaient la chlorose chez l'homme, regarde cette assertion comme le rêve de gens en délire : « Sexui vero nobili nun« quam ut nonnulli delirantes sumniarunt, hic tribuitur morbus, sed « solum ad sexum restringitur sequiorem » (*Opera omnia,* suppl. 2, pars secunda ; *de Genuina chlorosis indole, origine et curatione,* 1753, p. 392). Néanmoins ce grand médecin, qui avait longtemps observé et longtemps écrit, n'eut pas toujours la même pensée; car plus tard, dans une autre partie de ses œuvres, il admit la chlorose chez les jeunes garçons (voyez obs. 14).

Bien que les anciens fissent jouer aux humeurs un rôle important dans la production des maladies, l'étude des liquides était restée dans l'enfance, parce qu'au lieu de chercher à constater expérimentalement l'altération de leurs principes, ils n'avaient fait que la supposer : tout ce qu'ils ont écrit sur cette question est hypothétique et exagéré; mais nous arrivons à la découverte des globules rouges du sang, faite par Leeuwenhoek (*Microscopic observations on the blood,* 1674, in *Philos. trans.*, p. 23), découverte importante qui marque le commencement des travaux sérieux dans cette direction, surtout en hématologie, et qui devait apporter des lumières nouvelles dans la question qui nous occupe. Cependant ce ne fut qu'un siècle après qu'Astruc, l'un des premiers parmi les modernes, signala la diminution des globules du sang comme le résultat de mauvaises digestions et comme la cause des pâles couleurs. « Le sang n'est pas si rouge qu'à l'ordinaire, et de là il ne communique plus à la peau le même éclat ni le même coloris. Or, d'après les observations de Leeuwenhoek, il suit que la substance rouge réside dans les globules dont la diminution produit les pâles couleurs : ces globules dépendent de la nature du chyle, et si la digestion se fait mal, il y aura moins de globules. » (*Traité des maladies des femmes*, t. 2; Paris, 1761.)

Mais la découverte de Leeuwenhoek et l'explication d'Astruc ne devaient pas porter encore tous leurs fruits : ces deux savants furent même traités de visionnaires par les vitalistes. Toutefois le mot *anémie* apparaît pour la première fois dans la dissertation d'Alberti (*de Anœmia seu sanguinis defectu;* Halæ, 1732); mais c'est Lieutaud qui, donnant aussi comme Alberti le nom d'anémie à une variété de la chlorose caractérisée par la diminution de la quantité de sang dans les vaisseaux, en traça l'histoire comme d'une maladie spéciale (*Précis de méd. prat.*, p. 75; Paris, 1761). Après le travail de Lieutaud, Isenflamm publia deux dissertations sur l'anémie (*de Anœmia vera;* Erlangæ, 1764; *de Anœmia spuria;* Erlangæ, 1766).

Sous le nom de *cachexia montana*, la chlorose chez l'homme est ensuite décrite par Hoffinger chez les ouvriers de la mine de Schemnitz, en Hongrie (*de Selectis medicamentis*, 1777); par Freytag, sous celui d'anémie (*de Anœmia;* Gottingue, 1782), et plus tard par Hallé, sous ce dernier nom, chez les ouvriers des mines d'Anzin. « Les symptômes caractéristiques, dit Hallé, étaient la décoloration universelle, la teinte jaune de la peau, la bouffissure, l'impossibilité de marcher sans suffoquer, les palpitations, les sueurs habituelles » (Journal de Corvisart, t. 9; 1813). Et dans l'appréciation qu'Ozanam fait plus tard des travaux d'Hoffinger et de Hallé, il dit : « D'après l'ouverture des cadavres et les symptômes rationnels qui se présentaient, il paraissait facile de juger que cette maladie était une *véritable chlorose* » (*Hist. méd. des malad. épid.*, 2e édit., 1835, p. 169).

C'était toute une révolution dans l'histoire de la chlorose que cette description de l'anémie comme une maladie particulière; c'était inévitablement un point de comparaison d'une autre forme de la chlorose avec celle déjà bien étudiée chez la femme; c'était aussi une voie vers la découverte d'autres formes encore perdues dans le dédale des cachexies, ainsi que vers d'autres comparaisons. En réunissant ensuite les membres épars du même corps, si je puis m'exprimer ainsi, on devait arriver naturellement à considérer la chlorose à son point de vue général, à l'exemple des anciens, mais dégagée de cet amas de maladies qu'ils décrivaient avec elle et qui n'étaient pas là à leur place nosologique.

Toutefois ce double travail d'analyse et de synthèse se fit lentement, jusqu'à ce que le diagnostic fut rendu plus précis par la découverte de la percussion, de l'auscultation et par les progrès faits dans les sciences accessoires.

Depuis cette époque jusqu'à nos jours, les cas d'anémie idiopathique chez l'homme frappèrent quelques médecins par leur analogie avec la chlorose de la femme; mais, tandis que quelques-uns confondent avec raison ces cas sous le nom de chlorose, les autres, sous l'influence des idées dominantes et malgré cette ressemblance, leur conservent des noms différents et les décrivent séparément.

Quoi qu'il en soit, les auteurs faisant un retour vers les doctrines anciennes, commencent à parler plus explicitement de la chlorose chez l'homme, les uns la désignant par son nom, les autres par celui d'anémie spontanée, idiopathique, essentielle, primitive, protopathique.

Sauvages enseigne que la chlorose n'est pas spéciale aux filles nubiles, et il insiste sur ce fait qu'elle ne dépend pas de la ménostasie, puisqu'on la rencontre chez des femmes bien réglées, des enfants au berceau, et même chez des hommes qui sont vraiment chlorotiques, à prendre ce mot dans toute l'étendue de sa signification. L'opinion de Sauvages est qu'un homme est chlorotique s'il a de la pâleur de la face, une asthénie universelle et des palpitations de cœur. (*Nosol. méth.;* Lyon, 1772.)

Cabanis (*Rapports du physique et du moral de l'homme,* t. 1, p. 345; 1802), Desormeaux et M. Blache (Dict. en 30 vol., art. *Chlorose*), M. Roche (*Nouv. élém. de path.*, t. 2, p. 420; 1844), ont observé la chlorose surtout chez les jeunes garçons; seulement en ne l'admettant, à l'exemple d'Hoffmann, qu'à l'époque de la puberté, à l'occasion de l'éveil incomplet des organes génitaux, ils la nient chez les jeunes enfants et les hommes adultes; d'après ces médecins, ce ne sont alors que des affections vermineuses, des névroses de l'estomac, ou des anémies.

Selon Gardien (Dict. en 60 vol., art. *Chlorose*), on a vu des enfants au berceau offrir, outre la pâleur et la décoloration de la peau, des exemples de pica, et, comme les filles atteintes de pâles couleurs, désirer manger de la craie, du plâtre, du charbon, de la suie, etc.

Il ne faut pas oublier la bonne thèse de Ballard (Thèses de Paris, 1803), attribuée à Chaussier, son maître, et où l'on trouve déjà sur l'état chlorotique les idées générales que nous défendons dans ce travail. Chaussier reconnaissait la chlorose dans les deux sexes.

En Angleterre, la présence de la chlorose chez les sujets du sexe masculin a été notée par Hamilton, Gilbert Blane et d'autres. Selon ces médecins, elle se présente souvent à tous ceux qui étudient attentivement, et ils font la remarque que, dans les familles où la chlorose sévit sur les femmes, elle semble aussi attaquer les mâles. Marshall-Hall l'a souvent observée chez les enfants dans les manufactures où ils travaillent assis pendant des journées entières; il l'appelle anémie (*Archiv. de méd.*, 1833). Copland (*Dict. of. pract. med.*, 1833) et le Dr Evans (*Dublin's hosp. gaz.*, 1845) citent des cas de chlorose chez l'homme.

Fouquier avait l'habitude de rappeler dans ses leçons l'exemple d'un général qui, après avoir éprouvé des chagrins et des tracasseries sans nombre, présenta tous les caractères d'une chlorose dont il fut guéri par l'emploi des ferrugineux (Dict. en 30 vol., art. *Chlorose*).

M. Louis donne, sous le nom d'*anémie*, une observation intéressante de chlorose chez l'homme (*Journ. hebd. de méd.*, t. 8; 1830).

M. Blaud appelle fortement l'attention des praticiens sur la fréquence de la chlorose et sur sa présence chez l'homme, et il en cite plusieurs exemples pris dans tous les âges (*Revue méd.*, 1832 et 1846).

M. le Dr Pigeaux, sous le titre d'*Affection du cœur exaspérée par le traitement antiphlogistique et guérie par l'emploi du sous-carbonate de fer,* donne une observation remarquable de chlorose chez l'homme (obs. 3).

M. Bouillaud, sous le nom de *chloro-anémie,* cite des exemples de chlorose chez l'homme (*Clinique méd.*, t. 3; 1837), et il en fait voir tous les jours la fréquence dans son service de la Charité. Ce professeur, réfutant dans une discussion judicieuse les opinions de Laennec sur le prétendu spasme nerveux des artères, auquel ce dernier auteur rapporte les bruits musicaux ou ceux du souffle à simple et à double courant, prouva que ces bruits étaient dus à une modification particulière du sang lui-même, et que ce phénomène était l'un des principaux caractères de la chlorose (*Recherches sur les divers bruits du cœur et des artères; Journ. hebd. de méd.*, t. 9, p. 560).

Cependant M. Tanquerel des Planches, dans une observation détaillée, provoqua de nouveau la discussion sur la chlorose chez l'homme (*Presse méd.,* juillet 1837); plus tard, il publia, sous le titre de *Note sur l'anémie d'Anzin,* et avec tout le soin que comportent les observations recueillies à notre époque, un cas des plus frappants de cette maladie sur un mineur d'Anzin, et il fit voir en même temps que cette anémie, ainsi que celles décrites par Hoffinger et par Hallé, n'étaient autre chose que la chlorose (*Journal de méd.,* 1843, p. 109). M. Tanquerel a l'obligeance de nous fournir une nouvelle observation (voir obs. 4, 5 et 6).

Dans son *Traité des pertes séminales involontaires,* M. le professeur Lallemand, considérant ces pertes toujours comme la maladie principale, tandis qu'elles ne sont ordinairement que l'effet de l'état chlorotique, très-commun dans ce cas, donne plusieurs observations qui sont en réalité des chloroses. Du reste, à côté d'une observation de M. Lallemand, nous en produisons une semblable, que M. le Dr Caudmont a bien voulu nous confier et où la maladie est appréciée à son véritable point de vue (obs. 8 et 9).

Parmentier, Deyeux, et plus tard Denis, Lhéritier et M. Piorry, avaient appelé l'attention sur l'altération du sang dans les maladies, lorsque M. Le Canu, le premier, démontra, par ses expériences sur une femme chlorotique, l'abaissement du chiffre des globules et par conséquent du fer qui en fait partie intégrante; mais c'est à MM. Andral et Gavarret qu'on doit les belles recherches par lesquelles ils ont établi définitivement la diminution des globules comme la lésion anatomique constante dans la chlorose, et éclairé beaucoup de points de la maladie, obscurs avant eux. Ces professeurs ont créé la pathologie du sang (*Recherches sur la composition du sang dans les maladies*, 1843). Les travaux de MM. Becquerel et Rodier ont ensuite confirmé les résultats trouvés par les deux derniers expérimentateurs (*Recherches sur la composition du sang*, etc.; 1844).

Du reste, M. Andral affirme que l'homme peut être atteint de chlorose spontanée avec les mêmes symptômes et la même altération du sang que chez la femme (*Hémat. path.*).

MM. Chomel, Rostan, Cruveilhier, Valleix, admettent la chlorose chez l'homme.

M. Grisolle la reconnaît aussi, et fait de l'anémie et de la chlorose des variétés de la même maladie (*Traité de path. int.*).

MM. Sandras (*Rev. méd.*, 1838, p. 311), Jolly (*Rev. méd.*, 1839), Piorry (*Traité de méd. prat.*, t. 3, p. 66), en donnent des observations, et nous en devons trois inédites à l'obligeance de MM. Cazin, Marchal (de Calvi), et Pidoux (obs. 1, 13 et 14).

Dans un bon travail sur la chlorose et l'anémie, M. le Dr Bruyn admet aussi la chlorose chez l'homme (*Mém. de l'Acad. royale de méd. de Belgique*, t. 1; 1847).

On trouve encore quelques cas de cette maladie dans les thèses de la Faculté de Paris (voyez thèses Cantrel, Guilhaud, etc.).

Enfin nous l'avons rencontrée plusieurs fois nous-même, et nous en rapportons deux exemples.

SYNONYMIE DE L'ÉTAT CHLOROTIQUE.

Pour faire comprendre les différents points de vue sous lesquels les auteurs ont envisagé la chlorose, nous donnons la liste des noms qu'elle a portés; on verra que ces noms représentent soit les principaux symptômes de la maladie, soit l'idée qu'on se faisait de sa nature.

Considérant la chlorose et l'anémie comme une seule et même maladie, nous donnons ici leurs deux synonymies, que nous avons cherché à rendre plus complètes :

Pour l'anémie.

SUIVANT LES AUTEURS :

Anæmia, Alberti, Mœgling, Isenflamm, Freytag.
Anémase, ou plutôt *anémie, maladie des mineurs,* Lieutaud, Hallé.
Cachexia montana, Hoffinger.
Dispepsia anæmia, Young.
Marasmus anæmia, Good.
Sanguinis defectus, appauvrissement du sang, *depletio vasorum,* épuisement, inanition des vaisseaux, cachexie des auteurs.
Oligohæmia, Swediaur, Gendrin.
Hypémie, Andral.
Panhypémie, hydrohémie, Piorry.
Hydrémie, Bouillaud.

DÉNOMINATIONS ÉTRANGÈRES :

Anemia, difetto di sangue, mancanza di sangue, ital.
Falta de sangre, privacion de sangre, esp.
Bloodlessness, angl.
Blutleerheit, Blumangel, allem.

Pour la chlorose.

SUIVANT LES AUTEURS :

Chlorosis, chlorose, Varandé, Sauvages, Linné, Hoffmann, Sagar, Good, Swediaur, et les auteurs modernes.
Morbus virgineus, Lange, Sennert.
Dyspepsia chlorosis, Young.
Anepithymia chlorosis, Parr.
Obstructio virginum, Avicenne, Mercatus.
Cachexia virginum, Félix Plater, Amatus Lusitanus, Juncker, Sylvius de le Boë.
Morbus viridis, Brookes.
Phthisis nervosa, Morton.
Pallidi colores, Primerose, Sydenham.
Venus amantium icterus, Leblanc.
Fœdi colores, Baillou.
Icterus albus, *icteritia alba*, Ettmuller, Sennert,
Opilation, Tissot.
Pallidus morbus, *mulierum febris amatoria*, *alba*, *virginea*, *pallida*, *fœdus virginum color*, *pallor virginum*, pâles couleurs des auteurs, cachexie des auteurs.
Hypochâlybémie, Piorry.
Anémie, Andral.
Chloro-anémie, Bouillaud.
Polyémie séreuse, Beau.

DÉNOMINATIONS ÉTRANGÈRES :

Chlorosi, *pallido colore*, ital.
Chlorosis, *opilacion*, *colores palidos*, esp.
Chlorosis, *green-sicknees*, angl.
Bleechsucht, *Milk-farbe*, allem.
Maagde-ziekte, *Vryster-ziekte*, *Bleeckzucht*, holl.
Bleegsyge, *Bleegsot*, dan.
Blcksot, *Grănsjuka*, suéd.

II. NATURE DE LA CHLOROSE.

Dans l'historique, nous avons plusieurs fois laissé entrevoir nos opinions sur la nature de la chlorose ; le moment est venu maintenant d'étudier cette question d'une manière plus complète. Cette étude nous permettra de donner une définition de la chlorose. Nous y sommes d'ailleurs contraint : puisque nous avons à prouver que la chlorose existe chez l'homme, il faut que nous établissions préalablement ce que c'est au juste que cette affection.

Les auteurs anciens, quoique n'étant pas d'accord sur la cause première de la chlorose, qui pour les uns est l'aménorrhée, pour d'autres une obstruction viscérale, admettent cependant que, dans cette maladie, les humeurs de l'économie sont viciées, et cherchent même à en expliquer les principaux symptômes par l'altération du sang.

On lit dans Avenzoar : « La rétention des menstrues est due à l'épaisseur des humeurs ou à la faiblesse de la vertu expulsive » (*de Med. facultate*, p. 86; Lugd., 1531).

Léon Faventini exprime la même opinion : « La rétention des menstrues tient au mélange, avec le sang, d'une grande quantité de phlegme épais obstruant les veines qui se rendent à la matrice » (*Leonelli Faventini, Pract. med.*, in-8°; Venet., 1553).

Pour Varandée, « cette *chlorosis* ou *pasles couleurs* est une espèce de cachexie ou symptôme de qualitez qu'on peut voir ou toucher, mais particulièrement au visage, et qui s'y sont amassées par le moyen d'une mauvaise nourriture, que le foye, la rate, le ventricule et semblables parties fournissent » (*Traité des maladies des femmes*, 1666).

Ettmüller attribue la chlorose « à la disposition cachectique et cacochymique du sang, qui dégénère de sa constitution naturellement salino-volatile en une masse crue» (*Pract. med.*, trad.; Lyon, 1691).

Je passerai sous silence une foule d'autres théories qui ne soutiennent pas davantage la discussion.

Les hypothèses données depuis lors par la plupart des médecins, sur la nature de la chlorose, ne nous paraissent pas avoir plus de fondement, et cette question ne se trouve nullement éclairée par l'*adynamie des organes digestifs* (Hoffmann, Van Swieten, Cullen, Gardien et M. Blache), l'*inflammation lente de la matrice* (Grimaud et Piquer), l'*asthénie des organes génitaux* (Baillou, Sydenham, Cabanis et M. Roche), la *constipation* (Hamilton), l'*asthénie du système sanguin* (Boisseau), l'*angioïte* ou *artérite lente* (Tommasini), l'*asthénie du système nerveux du grand sympathique* (Copland, Jolly, Hœfer).

Aucune de ces théories ne s'appuie sur des données positives, et quelques-unes même ont conduit leurs auteurs à une erreur fâcheuse dans le traitement : ainsi Grimaud (*Traité des fièvres*, 1781) et Piquer (*Praxis med.*, 1791) emploient les antiphlogistiques et surtout la saignée· Hamilton, les purgatifs (*Observ. sur les purg.*, trad. Lafisse; 1825).

Toutefois on remarquera que l'opinion qui expliquait la nature de la chlorose par l'adynamie des organes digestifs, par l'asthénie des organes génitaux ou par celle du système ganglionnaire, faisait de cette maladie un état morbide plus général, dans lequel venaient se grouper naturellement un plus grand nombre des formes variées de la chlorose. De plus, ce qui est très-important, ces dernières théories ne contre-indiquaient point son traitement rationnel.

Relativement au fond de ces théories, les troubles du tube digestif, des organes génitaux et de l'appareil circulatoire, ne sont que des manifestations chlorotiques et non le point de départ de la maladie. Quant aux troubles du système nerveux ganglionnaire, sont-ils primitifs, constituent-ils la cause première de la chlorose, ou n'en sont-ils qu'un des éléments les plus importants? Or la section du pneumogastrique, dont on s'est appuyé, produit à la fois la déglobulisation du sang, la diminution de l'eau et l'augmentation de la fibrine et des matériaux fixes du sérum (1), ce qui n'arrive pas dans la chlorose, où les globules seuls diminuent.

D'ailleurs les troubles du système nerveux ganglionnaire ne sont pas les seuls qu'on observe dans la chlorose; on remarque aussi des désordres variés et nombreux dans le système nerveux cérébro-spinal, et il en existe aussi dans presque tous les organes. Alors il faudrait aller plus loin et prouver la cause première de ces phénomènes. Mais le mode d'agir de l'innervation est inconnu, et, en saine philosophie, on doit s'arrêter à ce que l'observation apprend.

Dans la chlorose en effet, comme dans la plupart des maladies, il est difficile et peut-être impossible à l'esprit de l'homme de connaître le mode d'action intermédiaire aux causes et aux effets, de saisir la modification intime qui précède et amène la modification apparente. Ces causes prochaines de tous les troubles fonctionnels, qui ne se développent que progressivement, se confondent, s'identifient en quelque sorte avec les premiers symptômes, lesquels constituent alors pour nous le début de la maladie.

Les opinions diverses des pathologistes sur la nature de la chlorose, les siéges variés qu'ils lui ont successivement assignés, prouvent suffisamment, selon nous, que c'est une maladie générale, constitutionnelle, dont la manifestation se traduit par des désordres fonc-

---

(1) D'après M. Clément, la section des pneumogastriques a pour effet d'éteindre la combustion pulmonaire, et de modifier le sang, comme l'indique le tableau suivant (expérience sur un cheval) :

	Avant la section des nerfs.	6 heures près la section des nerfs.
Eau....................	803,344	795,015
Matériaux fixes du sérum.	53,743	87,273
Fibrine..................	3,371	3,669
Globules colorés........	139,542	114,043

(*Comptes rendus des séances de l'Académie des sciences*, 1852, p. 977.)

tionnels de tous les appareils, ainsi que de presque tous les organes de l'économie. On ne peut alors en rechercher la cause première que dans l'un des deux systèmes généraux qui sont les grands mobiles de la vie : le système sanguin, par son fluide nutritif, et le système nerveux, par son fluide incitateur (division de Royer-Collard). Or, pendant la vie, comme après la mort, la seule altération appréciable est celle que le sang a subie et qui donne l'explication des phénomènes qu'on observe dans cette maladie. Du reste, les études microscopiques et chimiques ont assez fait connaître la nature de cette altération, pour qu'on puisse déjà distinguer la chlorose des autres maladies qui présentent avec elle plusieurs points de ressemblance. Quant aux influences étiologiques, les rapports de cause à effet sont d'ordinaire des plus manifestes, et l'on s'explique par la nature de la lésion les résultats qu'on obtient du traitement héroïque dans la chlorose. Nous nous croyons donc autorisé à en rapporter les symptômes à l'altération du sang. Mais en agissant ainsi, nous ne prétendons pas qu'elle soit la cause première de la maladie; nous n'en voulons pas pénétrer la nature intime; nous indiquons seulement la lésion qui tombe sous nos sens, qui sert à caractériser la chlorose, et au delà de laquelle nous ne pouvons remonter.

Il faut ici répondre à une objection faite par les pathologistes qui contestent la localisation, dans le sang, de la lésion anatomique de la chlorose. « Quelque philosophique, disent-ils, que cette manière de voir puisse paraître, au point de vue de la doctrine organique, elle n'est cependant pas exempte d'inconvénients très-graves. En effet, si dans tous les cas elle devait être adoptée, ne serait-il pas logique alors d'admettre que la pneumonie et l'arthrite rhumatismale sont deux affections identiques, puisque dans l'une comme dans l'autre il y a élévation de la fibrine du sang, et notez que cette élévation de la fibrine n'est pas le seul caractère commun à ces deux maladies ; il y a aussi les symptômes généraux, tels que fièvre, courbature ; il y a même des causes communes, telles que l'impression du froid. Evidemment cette manière d'envisager les choses est vicieuse. »

Ces pathologistes oublient que dans la pneumonie, la lésion principale, primitive, est celle du poumon, dans l'arthrite rhumatismale, c'est celle des synoviales articulaires et des séreuses en général. Ces lésions viennent en première ligne; l'augmentation de la fibrine du sang leur est consécutive. On peut en dire autant de la pleurésie et des autres maladies inflammatoires des organes. Tandis que dans la chlorose, on ne trouve aucun organe malade, la lésion du sang se montre seule à nous; c'est donc à cette lésion qu'il faut s'arrêter dans ce cas.

III. QU'EST-CE QUE LA CHLOROSE?

D'après ce qui précède sur la nature de la chlorose, et, nous le répétons, sans vouloir rien préjuger de sa nature intime, nous dirons que cette maladie consiste dans une altération particulière du sang, tantôt primitive, tantôt secondaire.

Expliquons cette altération :

1° La diminution à divers degrés de l'élément globulaire du sang est le caractère fondamental de la chlorose (Andral et Gavarret).

2° Suivant le chiffre de la diminution des globules, cet état est encore compatible avec un certain degré de santé, ou bien il devient un véritable état morbide qui peut exister seul, ou intervenir comme complication dans toutes les maladies (Andral et Gavarret).

3° Dans la chlorose spontanée faible ou forte, les globules *seuls* sont diminués. La quantité de sérum ne changeant pas, il existe, par le fait de la diminution des globules, une augmentation relative du premier. Cette diminution des globules et cette augmentation du sérum marchent concurremment et proportionnellement. On dit alors que le sang est hydrémié (Andral et Gavarret, Ricord et Grassi).

4° Le même effet se produit par la diète seule et par la grossesse (Andral et Gavarret, Becquerel et Rodier).

5° Les chloroses symptomatiques (anémo-cachexies, Bouillaud; pseudochloroses, aut. du *Comp. de méd.;* anémies symptomatiques des auteurs) conduisent aussi au même résultat. Ainsi sous l'influence des pertes sanguines, bien que tous les éléments du sang soient d'abord diminués à la fois, bientôt la réaction, qui survient, reconstitue la fibrine et le sérum, tandis que la diminution des globules persiste. Ainsi agissent encore les maladies de long cours qui s'opposent à la libre et complète réparation du sang, le cancer, l'hépatite, les tubercules, la syphilis constitutionnelle, les hypersécrétions morbides, la fièvre intermittente, l'intoxication saturnine, mercurielle, etc. (Andral et Gavarret, Becquerel et Rodier).

6° La diminution des globules dans la chlorose est plus ou moins considérable, et par suite la maladie présente diverses phases de gravité qui correspondent aux degrés de la diminution globulaire (Andral et Gavarret, Becquerel et Rodier).

7° La quantité de la masse sanguine hydrémiée varie : tantôt le système circulatoire est aussi rempli que de coutume, tantôt il l'est davantage (pléthore séreuse), tantôt enfin il l'est moins, et ce dernier état se rencontre dans la majorité des cas. Ces trois degrés de réplétion du système sanguin correspondent à des groupes différents de symptômes (Piorry, Bouillaud, Becquerel et Rodier) (1).

Classification de la chlorose. Ceci admis, on comprend que les

---

(1) Dans la chlorose, la masse sanguine hydrémiée reste-t-elle toujours dans sa quantité normale, ou bien peut-elle aussi ou diminuer ou augmenter, comme c'est l'opinion généralement accréditée? M. Andral, sans la repousser d'une manière absolue, reste dans le doute, parce que cette diminution et cette augmentation sont impossibles à démontrer. «Comment, dit-il, estimer en poids ou en volume la masse de liquide contenue dans les vaisseaux ?» Il est vrai que la preuve directe manque; mais on la trouve indirectement dans l'observation clinique. La turgescence des chairs, la plénitude des vaisseaux, le développement

auteurs modernes ont dû ranger la chlorose dans les maladies générales.

Maintenant que nous avons précisé ce que c'est que la chlorose, nous devons faire voir que ce qu'on appelle ordinairement anémie n'en est qu'une variété, soit qu'on l'observe chez l'homme ou chez la femme, et que par conséquent la chlorose est une maladie qui affecte les deux sexes.

Cette discussion, dans laquelle nous nous proposons de démontrer que l'anémie et la chlorose ne sont qu'une seule et même affection, ne s'applique pas à l'état pathologique qui suit immédiatement une perte de sang, état qu'on peut appeler avec M. Beau *anémie vraie.* C'est une affection complétement différente de celle dont nous voulons chercher à établir l'identité avec la chlorose; aussi, avant de discuter cette identité, fixons ce qu'on doit entendre par *anémie vraie.*

IV. QU'EST-CE QUE L'ANÉMIE.

L'affection qu'on doit désigner sous le nom d'anémie a été étudiée par le Dr Marshall-Hall, de Londres (*Archives générales de médecine,* 1833). Elle se trouve indiquée par les auteurs; mais M. Beau (bruits

---

des veines, la rougeur des tissus, la tendance aux hémorrhagies actives, les accidents cérébraux, n'indiquent-ils pas la présence d'une quantité surabondante de sang? La dépétion des vaisseaux trouve aussi sa preuve dans les faits cliniques. D'ailleurs, si on n'admet pas, par exemple, la surcharge du système circulatoire, comment comprendre que le groupe symptomatologique qu'on observe soit dans la pléthore sanguine, soit dans la plétore séreuse, reconnaisse pour cause deux altérations tout à fait opposées, c'est-à-dire la diminution des globules du sang, ou leur augmentation? C'est une singularité que M. Andral lui-même fait remarquer. Quoi qu'il en soit de ces appréciations, ce que personne ne conteste, c'est l'existence de ces trois formes de la maladie.

artériels; *Archives générales de médecine*, 1846) est le premier qui ait insisté avec juste raison pour la séparer de l'état connu sous le nom d'anémie ordinaire, avec lequel on l'avait confondu, et qui lui ait affecté exclusivement le nom d'*anémie vraie* ou simplement d'*anémie*.

La cause invariable de l'anémie est l'hémorrhagie.

Lorsque la perte de sang a été assez considérable, les symptômes de l'anémie sont : pâleur de la face et de tous les tissus, diminution de la contraction musculaire, affaiblissement du pouls, refroidissement des extrémités.

A un degré plus considérable encore, il y a de plus faiblesse extrême, affaissement des traits, état grippé de la face, pouls nul ou à peine appréciable, vertiges, tintements d'oreille, sueurs froides, défaillances, mouvements convulsifs.

Absence de bruits anormaux artériels.

Quelques-uns de ces phénomènes peuvent dépendre de l'influence qu'exerce l'idée du péril sur l'esprit du malade, plutôt que de l'affaiblissement produit par la perte de sang.

L'anémie a une durée courte, quelques heures seulement, et si au bout de ce temps la réparation du sang ne se fait pas, le malade meurt, comme il arrive d'après les expériences sur les animaux, et quelquefois aussi sur l'homme après les grandes opérations chirurgicales.

Mais s'il n'y a pas danger de mort, la nature procède le plus tôt possible à la réparation du sang perdu. On peut dire d'elle, en se servant d'une ancienne expression métaphorique, qu'elle a horreur de l'anémie.

« Alors, dit M. Grisolle (*Traité de pathologie*), on voit se développer plus ou moins rapidement un état de réaction qui a été bien décrit par Marshall-Hall. Cet état de réaction est caractérisé par la chaleur de la peau, par le développement du pouls qui devient souvent ample, dur et dicrote; en même temps, l'impulsion du cœur est forte; cet organe est le siége d'un bruit de souffle ou de râpe; la respiration est fréquente; il y a de la soif; les urines sont rouges et rares. Ces phénomènes d'excitation cèdent généralement après douze à trente-six heures; ils durent rarement plus de deux jours. Lorsque l'hémorrhagie ne se reproduit pas, les malades entrent en convalescence, mais les forces reviennent toujours très-lentement. Le sang se trouve hydrémié. La faiblesse est alors moins considérable; l'individu peut marcher, se promener, ce qui prouve que, bien que la réparation du sang au moyen du liquide des boissons ne porte que sur la quantité de sérum, cette réparation suffit néanmoins pour donner à la fonction circulatoire un point d'appui nécessaire à l'accomplissement des autres fonctions de l'organisme.» C'est alors que l'anémie finit et que l'altération chlorotique commence.

Quant au traitement de l'anémie vraie, on sait quel est celui qu'on applique dans ce cas spécial où l'indication fondamentale est de remédier le plus tôt possible à la vacuité des vaisseaux.

D'après ce qui précède, il est facile de voir que l'anémie, telle qu'on doit la comprendre, diffère radicalement de la chlorose par ses symptômes, sa marche, son traitement, et sa lésion anatomique, qui n'est autre que la diminution de la masse du sang.

Nous désignerons donc exclusivement par le nom d'anémie cet état de courte durée, essentiellement transitoire, qui suit immédiatement les pertes sanguines accidentelles ou artificielles plus ou moins abondantes, dans lequel la quantité de la masse sanguine est au-dessous de l'état normal, état qui dure jusqu'à ce que le sang perdu soit remplacé par du sérum. Dans l'anémie, le sang qui reste dans les vaisseaux n'a subi aucune altération, ses éléments ayant conservé leurs proportions normales, et *il n'y a pas de bruits anormaux artériels.*

V. IDENTITÉ

DE LA CHLOROSE ET DE L'ANÉMIE ORDINAIRE.

Dans les livres classiques, la chlorose et l'anémie sont décrites séparément, mais le plus grand nombre des auteurs modernes attachent peu d'importance à cette distinction.

D'autre part, pour les pathologistes qui font de ces deux états deux maladies distinctes, il existe entre elles des différences profondes et bien tranchées.

MM. Becquerel et Rodier défendent ce dernier système et cherchent à établir cette division, en comparant ces deux états chlorotiques sous sept points de vue : 1° les causes, 2° le mode de développement, 3° les symptômes, 4° les signes physiques, 5° la composition du sang, 6° la marche, la durée, 7° la thérapeutique (*Nouvelles recherches d'hématologie,* 1852.)

Nous ne partageons pas leur manière de voir. Comme ces auteurs résument cette opinion, nous réfuterons leurs arguments, et pour prouver au contraire l'identité de la chlorose et de l'anémie, nous les comparerons sous les mêmes points de vue.

1° *Causes.* — «La cause de la chlorose, disent MM. Becquerel et Rodier, est la plupart du temps inconnue.»

L'anémie idiopathique apparaît de même sans qu'on puisse remonter à son origine. Mais où est la nécessité de faire de cette ignorance un motif de séparation, si les symptômes sont les mêmes? M. Bouillaud insiste avec raison sur les habitudes secrètes dans l'un et l'autre sexe, comme cause fréquente de la chlorose, point d'étiologie, dit-il, qui n'a pas suffisamment occupé l'attention des praticiens; or on en faisait une cause exclusive d'anémie.

Ces auteurs disent encore : « La chlorose est une perturbation du système nerveux, dont on ignore le point de départ. »

Cela est possible, mais, au point où en est la science, c'est une assertion *a priori,* et même en l'admettant on pourrait, avec la même raison, en dire autant de l'anémie idiopathique.

M. le professeur Requin, qui se tient sur la réserve relativement à cette question, s'exprime cependant ainsi : « Lequel du système nerveux ou du sang doit être cause de l'altération pathologique primordiale dans le développement de la chlorose? C'est précisément parce que la question demeure indécise et controversable que nous étudierons la chlorose comme un genre nosographique à part, et au point de vue symptomatique. Y a-t-il dans cette maladie une altération nerveuse inconnue qui prime et régit l'économie? ou bien, au contraire, l'anémie est-elle le vice essentiel qui commande tous les symptômes chlorotiques? et, si elle existe quelquefois sans eux, si elle ne les entraîne pas constamment, cela ne tiendrait-il pas à la grande loi de variabilité des conséquences symptomatiques d'une même altération organique selon la diversité des constitutions individuelles? Quoi qu'il en soit de cette mystérieuse question de pathogénie, toujours est-il qu'en fait d'observation clinique la diminution globulaire et la perturbation névropathique sont deux conditions indissolubles de la chlorose. Ainsi, au point de vue purement pratique, anémie et chlorose sont deux choses parfaitement identiques; nommer l'une ou l'autre, c'est tout un. » (*Traité de pathologie.*)

Selon les auteurs du *Compendium de médecine pratique* : « La cause de l'anémie doit être recherchée dans une lésion que l'on parvient ordinairement à découvrir. Elle peut cependant échapper comme dans l'anémie des mineurs ; le diagnostic est alors d'une telle difficulté que l'on pourrait croire aussi bien à l'existence de la chlorose qu'à celle de l'anémie. Il en sera de même dans le cas d'anémie succédant à une alimentation mauvaise, à l'inspiration d'un air peu riche en oxygène ou impropre à la respiration ; enfin à une cause qui agit lentement et modifie à la longue tous les tissus en rendant imparfaite la sanguification. Nous ne craignons pas de le dire, dans ce cas le diagnostic est impossible, surtout si le sujet frappé est une femme. »

Quant aux prédispositions qui favorisent le développement de la chlorose et de l'anémie idiopathique, telles que : *a.* l'*âge* : les deux maladies se développent à tous les âges, mais plus fréquemment de quinze à vingt-cinq ans ; *b.* le *sexe* : nous ferons voir que la chlorose existe chez l'homme comme chez la femme ; *c.* les *émotions morales*, les *chagrins*, sont des causes d'anémie ou de chlorose; *d.* le *séjour des villes*, la *vie sédentaire*, exercent une égale influence sur l'une et l'autre affection.

Si l'on veut examiner les causes manifestes qu'on assigne spécialement à l'anémie, nous verrons qu'elles produisent aussi la chlorose : *a.* l'*atmosphère* : l'aération insuffisante, la viciation prolongée de l'air, l'humidité, le défaut d'insolation ; *b.* l'*alimentation* : l'alimentation insuffisante ou insuffisamment réparatrice; *c.* les *pertes de liquides* : les hémorrhagies de diverses natures, les émissions sanguines, les purgatifs trop fréquemment répétés, la diarrhée, les flux urinaires, les suppurations abondantes, les excès de coït, la masturbation, les flux leucorrhéiques abondants chez les femmes, les pertes seminales chez l'homme, les hydropisies; *d. certains empoisonnements* : l'infection par les miasmespaludéens, l'intoxication saturnine et mercurielle; *e. certaines affections graves, altérant la constitution*, et en particulier les affections syphilitique, cancéreuse et tuberculeuse; *f.* enfin toute maladie aiguë ou chronique un peu prolongée, dans laquelle la diète a été observée rigoureusement : toutes ces causes agissent principalement sur les globules qu'elles diminuent.

Si l'on voulait faire intervenir le système nerveux, ne pourrait-on pas dire que la chlorose reconnaît des causes très-variées, tantôt inconnues, tantôt appréciables, et, parmi celles-ci, les unes, de même que les premières, portant primitivement leur action sur le système nerveux; les autres, secondairement, pour arriver toutes au même résultat, c'est-à-dire la diminution de proportion des globules du sang?

Remarquons, en passant, que le canal gastro-intestinal joue un rôle très-important dans l'histoire de la chlorose, puisqu'il est en quelque sorte le point de départ appréciable des altérations si remarquables que le sang éprouve dans cette maladie, et par conséquent des différents phénomènes qui dépendent de ces altérations; en effet, si les globules diminuent, c'est que détruits physiologiquement dans l'acte de la nutrition des organes, ou soustraits directement par les pertes sanguines, ils ne sont pas renouvelés par le travail de la digestion.

Si l'on veut parler de l'anémie symptomatique, ou résultant de quelque lésion directe des organes, d'hématose du foie, du poumon, du cœur, ces mêmes lésions peuvent également coexister avec la chlorose; et cela est si vrai, que beaucoup d'auteurs ont écrit que la chlorose a pour cause organique un engorgement du foie ou de la rate (Ettmuller, Sauvages).

« Il faut convenir, disent MM. Trousseau et Pidoux, que si, chez une jeune fille, l'anémie a été causée par des saignées imprudemment conseillées par le médecin, ou par des hémorrhagies spontanées, elle ne diffère réellement pas de la chlorose » (*Traité de thérapeutique*).

Il n'y a donc aucune raison de faire de la série des causes manifestes, des causes d'anémie plutôt que de chlorose.

2° *Mode de développement.*— Dans l'anémie spontanée comme dans la chlorose, la maladie se développe en général lentement, insensiblement, et sans que les phénomènes paraissent en rapport avec une cause toujours appréciable.

Quand l'anémie, au lieu d'être spontanée, est consécutive à une hémorrhagie, elle offre, il est vrai, dans son développement initial une marche particulière qui n'autorise pas cependant à en faire une affection différente de la chlorose. Nous savons ce qui se passe : au moment de l'écoulement du sang, les globules, ainsi que tous les autres principes, sont soustraits directement à la masse sanguine. Il existe alors un état de courte durée que nous venons d'étudier sous le nom d'*anémie vraie;* mais l'albumine, la fibrine, le sérum, en un mot tous les éléments du sang, se reconstituent, excepté les globules, et une altération définitive, l'altération chlorotique s'établit. Il y a alors anémie ordinaire; puis, si l'aggravation continue, l'abaissement ultérieur des globules procède de la même manière que dans la maladie spontanée. Ici la diminution globulaire n'est pas arrivée peu à peu; au contraire, elle a été immédiatement considérable, par le fait même de la soustraction brusque du sang. Mais, en somme, le résultat final est le même que dans la chlorose.

Toutefois, à égale diminution de globules, la chorose post-hémorrhagique sera moins grave que l'idiopathique, parce que, dans la première, l'économie n'avait pas souffert antérieurement, tandis que, dans la seconde, la souffrance générale date déjà depuis longtemps.

3° *Symptômes.* — Si nous comparons les symptômes des deux affections, on trouvera ce qui suit :

La décoloration avec teinte jaune verdâtre et même livide et terreuse se rencontre dans l'anémie confirmée, comme dans la chlorose avancée, avec quelques différences toutes secondaires, relatives aux sexes et à l'âge dans les deux sexes.

Quant aux troubles de la menstruation, qui ont joué un si grand rôle dans cette question, ils ne précèdent pas la chlorose; des faits mieux observés ont prouvé que ces accidents ne sont pas constants, et que l'aménorrhée, la dysménorrhée, la ménorrhagie, comme la leucorrhée, loin d'être cause, sont au contraire effet.

La chlorose consécutive à un trouble de la menstruation, comme le serait, par exemple, la suppression brusque des règles, n'aurait aucune valeur contre l'opinion que nous défendons; car, dans ce cas, il est impossible de dire si la chlorose est déterminée par le trouble de la menstruation ou par celui de l'innervation cérébrale.

Il n'y a rien d'étonnant à ce que la menstruation soit troublée sous l'influence de l'état chlorotique, lorsqu'on sait que dans les mêmes conditions toutes les fonctions le sont aussi. La fonction génitale n'est-elle pas troublée aussi chez l'homme? Les hémorrhagies anales et les pertes séminales involontaires, qui peuvent alors survenir chez lui, n'offrent-elles pas de l'analogie avec la ménorrhagie et la leucorrhée de la femme, les premières au point de vue de l'aggravation, les secondes en tant que troubles de l'appareil génital? L'anaphrodisie, qui peut arriver encore, n'est-elle pas commune aux deux sexes? D'ailleurs la chlorose et l'anémie surviennent indifféremment après toute espèce d'état morbide.

Chez la femme, si la susceptibilité de la fonction génitale la prédispose davantage à la chlorose ou à l'anémie indifféremment, ou les aggrave quand elles se sont établies, cette susceptibilité n'est après tout qu'une cause de fréquence et de gravité de l'affection.

Dans les deux maladies, les palpitations et la dyspnée sont subordonnées, en règle générale, au degré de la diminution des globules.

En ne considérant même la chlorose que chez la femme, et en n'ayant égard qu'aux symptômes, ne trouve-t-on pas des différences saillantes selon la prédominance de certains d'entre eux? De cette considération, découle pour Hippocrate la division de la maladie avec pica et sans pica, division appliquée du reste par lui aux deux sexes. C'est au même point de vue que les auteurs du *Compendium de médecine* établissent dans la chlorose quatre variétés, selon la prédominance de certains symptômes, comme on le verra dans l'article suivant.

Il existe dans l'expression symptomatologique de la chlorose et de l'anémie des différences importantes qui ont trait surtout aux phénomènes nerveux, en général plus variés et plus nombreux chez la femme. « MM. Trousseau et Pidoux disent que les névralgies sont un symptôme constant chez la femme, à tel point que, sur 20 femmes chlorotiques, 19 en sont affectées » (*Traité de thérapeutique*, t. 2, p. 195). Mais, relativement à la question qui nous occupe, on aurait tort, selon nous, d'attacher trop d'importance à cette distinction, car la chlorose a été presque exclusivement étudiée chez la femme, tandis que l'anémie l'a été plus spécialement chez l'homme. Qui ignore, d'ailleurs, que la prépondérance du système nerveux chez la femme imprime un cachet spécial à toutes les affections qui lui sont communes avec l'homme. L'état général qui apparaît dans le cours des maladies organiques, et que l'on a nommé anémie symptomatique, ne s'accompagne-t-il pas chez elle de divers troubles du système nerveux qui se présentent rarement chez l'homme? Cependant la plupart des symptômes propres à la chlorose de la femme, l'hystérie même, se retrouvent dans l'anémie qui affecte les hommes à constitution féminine, ceux que M. Bouillaud appelle des chlorotiques du sexe masculin.

4° *Signes physiques.* — Les bruits cardiaques et vasculaires sont les mêmes dans l'anémie idiopathique et dans la chlorose, si on compare entre eux les mêmes degrés des deux maladies chez des individus également prédisposés; il en sera de même lorsque l'anémie est consécutive à une hémorrhagie, si la maladie a agi assez longtemps sur l'économie, et si l'on se place dans des conditions semblables. On trouvera encore la même identité lorsque l'anémie est symptomatique d'une maladie organique, en tenant compte de l'état de concomitance.

5° *Marche, durée, terminaison.* — La chlorose et l'anémie idiopatique ont une marche ordinairement lente. Si elles sont commençantes, elles peuvent avoir une durée assez courte; mais si elles sont parvenues à l'état confirmé, et sont abandonnées à elles-mêmes, la marche et la durée peuvent être fort longues.

L'une et l'autre maladie ne se terminent généralement d'une manière fâcheuse que lorsque des complications graves surviennent.

6° *Composition du sang.* — Les altérations du sang sont absolument identiques dans l'anémie et la chlorose; elles consistent dans une diminution des globules et une augmentation relative du sérum, suivant des lois que nous avons posées en définissant la chlorose.

MM. Becquerel et Rodier prétendent que, dans la chlorose, l'altération du sang est tout à fait secondaire, et qu'elle peut manquer complétement. Les faits présentés par ces deux médecins n'ont encore été contrôlés par aucun hématologiste, et se trouvent, si nous jugeons d'après les opinions reçues, en contradiction avec les symptômes présentés par les malades dont ils ont analysé le sang. En effet, si le sang n'est pas altéré, s'il n'y a pas diminution dans la proportion des globules, à quoi rapporter la pâleur de la face, la céphalalgie, l'amaigrissement, la diminution sensible des forces, les maux d'estomac, la constipation habituelle, la suppression des menstrues, la leucorrhée, les palpitations, la dyspnée, un bruit modèle de diable dans les deux carotides, avec absence de fièvre et de toute lésion dans les organes, en un mot tous les symptômes de la chlorose?

Dans l'anémie idiopathique et la chlorose, l'albumine et la fibrine restent dans la limite de la quantité normale, ainsi qu'on le verra dans l'anatomie pathologique.

7° *Thérapeutique.* — Le traitement est identique dans l'anémie idiopathique et la chlorose de *même intensité.*

Pour les détails, nous renvoyons à l'article du traitement, et l'on verra que si l'anémie disparaît souvent sous l'influence des seuls modificateurs hygiéniques, la même chose s'observe pour la chlorose; mais le traitement spécifique, dans l'une comme dans l'autre affection, est celui qui consiste dans l'emploi des ferrugineux.

Résumons cette discussion.

Lorsqu'on a cherché à établir entre la chlorose et l'anémie des caractères différentiels de quelque importance, voici ce qui est arrivé :

On a mis en parallèle d'une part la chlorose considérée comme maladie essentielle, et de l'autre l'anémie qui succède à des pertes de sang. Or nous avons fait voir que, dans cette dernière, le mécanisme du développement de la maladie, différant au début, était bientôt le même, et aboutissait, dans les deux cas, au même résultat.

On a comparé aussi une anémie idiopathique commençante avec une chlorose confirmée. Mais en procédant de la sorte, on trouverait entre les divers degrés de la chlorose les mêmes différences que l'on remarque entre ceux de l'anémie.

On n'a pas tenu compte des variations auxquelles la chlorose est sujette dans toutes ses périodes, aux formes qu'elle peut affecter, à l'absence fréquente de symptômes caractéristiques qui n'apparaissent d'ordinaire que lorsque cette maladie est parvenue à son summum de développement ; ce qui a fait voir des affections différentes dans les diverses phases d'une affection unique.

On a négligé encore l'influence des causes, du sexe, de la constitution, du tempérament, de l'idiosyncrasie des sujets, la prédominance de certains symptômes et l'absence de certains autres. C'est, du reste, ce qui explique pourquoi la chlorose est ordinairement moins fréquente et moins grave chez l'homme que chez la femme.

Or, la chlorose à son début ressemble parfaitement à l'anémie, et toute anémie guérie sans avoir présenté ces perturbations nerveuses qui servent à faire reconnaître la chlorose aurait fini par revêtir cette dernière forme, pour peu que les causes qui l'avaient produites eussent persisté, et que le sujet eût présenté les mêmes prédispositions. La chlorose commençante peut être représentée comme un état transitoire, une période initiale de la chlorose confirmée. Dans la chlorose, en effet, comme dans d'autres maladies, les accidents du début diffèrent de ceux qui caractérisent le milieu ou la fin de la maladie.

D'après M. Andral, la chlorose est le type de l'anémie, elle présente dans le sang les mêmes altérations de composition qu'y déterminent accidentellement les grandes hémorrhagies, la diète, les maladies organiques, etc.

La chlorose et l'anémie idiopathique se développent sous l'influence des mêmes conditions étiologiques, présentent les mêmes symptômes, affectent la même marche ; elles sont essentiellement constituées par la seule et même lésion matérielle qu'il nous soit permis de constater, c'est-à-dire la diminution de l'élément globulaire du sang ; enfin elles exigent le même traitement.

Il en est de même de la chlorose symptomatique, en tenant compte de quelques différences dans son développement initial et aussi de son état de concomitance, cas dans lequel les deux maladies se modifient réciproquement.

Comme on le voit, les distinctions entre la chlorose et l'anémie n'ont été faites qu'à l'aide de caractères fugitifs, et ne sont fondées que sur des degrès d'intensité et de durée. Il est donc impossible, dans l'état actuel de nos connaissances, d'établir entre elles une différence essentielle.

VI. DIVISIONS, ESPÈCES ET VARIÉTÉS DE LA CHLOROSE.

La chlorose présente des formes si variées que, pour en faciliter l'étude, on sent le besoin d'établir quelques divisions dont chacune, répondant à un ensemble de symptômes, donne une physionomie toute spéciale à la maladie, sans toutefois que sa nature soit changée.

Nous avons énoncé, dans la définition de la chlorose, que la diminution de proportion des globules sanguins était le caractère fondamental de la maladie, et qu'on pouvait envisager celle-ci sous deux points de vue principaux : la diminution plus ou moins considérable de ces globules d'une part, et d'autre part le plus ou moins de réplétion du système circulatoire par le sang hydrémié. Ce sont les divisions capitales de la chlorose. MM. Becquerel et Rodier les rapportent à l'anémie ordinaire. Nous les prendrons telles qu'ils les ont développées dans leur travail *de la chlorose et de l'anémie* (*Mémoires de l'Acad. roy. de Belgique*, 1848) ; mais nous les restituerons à la chlorose : nous suivrons en cela MM. Andral et Gavarret qui, les premiers, avaient parlé de ces divisions.

§ I.

1° La chlorose considérée au point de vue de la diminution des globules.

On peut établir trois degrés :

PREMIER DEGRÉ. — *Chlorose légère, déterminée par une diminution peu considérable des globules (nombres compris entre* 100 *et* 90).

« On observe un peu de pâleur à la peau et un peu d'affaiblissement dans le système musculaire, quelques étouffements, quelques palpitations se développant surtout par la marche; l'ascension des escaliers; un pouls faible, plus fréquent qu'à l'état normal et sans chaleur à la peau. Dans les carotides, quelquefois rien, souvent un bruit de souffle intermittent; plus rarement, mais quelquefois cependant, un souffle continu. »

DEUXIÈME DEGRÉ. — *Chlorose médiocre déterminée par une diminution de globules (nombres pouvant être classé entre* 60 *et* 90).

« Ce sont tous les mêmes symptômes, mais ils sont plus forts, plus prononcés, plus exagérés en quelque sorte. Ainsi, décoloration de la peau avec teinte verdâtre, affaiblissement musculaire, quelques vertiges, céphalalgie, souvent douleurs gastralgiques, ballonnement du ventre, constipation, palpitations et dyspnée se développant spontanément, ou sous l'influence de la marche, de l'ascension, etc. Bruit de souffle dans les carotides, devenu la plupart du temps continu. Quelquefois on perçoit même un souffle léger et doux au premier temps du cœur. »

TROISIÈME DEGRÉ. — *Chlorose profonde, intense, déterminée par une diminution des globules, pouvant être comprise entre* 60 *et* 28, *dernière limite trouvée par M. Andral dans un seul cas.*

« Affaiblissement général, impossibilité presque absolue de se mouvoir, de se lever, ce qui est dû autant à cet affaiblissement qu'à la grande dyspnée et aux palpitations que ces mouvements font naître; céphalalgie frontale, vertiges, bourdonnements d'oreille, vue affaiblie, sueur froide, visqueuse, couvrant la peau; douleur musculaire souvent très-prononcée, quelquefois même mouvements convulsifs; pouls petit, misérable, extrêmement fréquent, présentant souvent des irrégularités. Bruit continu de souffle de diable ou de ronflement dans les carotides; bruit de souffle au premier temps du cœur, bruit de souffle intermittent dans toutes les artères. Œdème des membres inférieurs. »

Voilà, au point de vue de la diminution des globules et de l'apparition des symptômes sous l'influence de cette diminution, les groupes symptomatologiques que présente la maladie, si elle est idiopathique.

Néanmoins on verra chez certains sujets à constitution débile, à tempérament lymphatico-nerveux, une faible altération du sang produire un désordre plus grand, surtout des fonctions nerveuses, qu'une altération plus avancée n'en amène chez tel autre sujet à constitution forte et à tempérament sanguin.

On conçoit aussi sans peine que cet ordre peut être modifié, lorsque la chlorose est due à une hémorrhagie ou à des pertes de liquides plus ou moins considérables; dans ces derniers cas, le deuxième ou le troisième degré pourra s'établir en quelque sorte d'emblée, seulement avec quelques nuances de forme et avec une tendance plus marquée vers la guérison, parce que l'économie n'avait pas souffert jusque-là, si toutefois le sujet n'a point subi l'influence de causes prédisposantes.

Les divisions suivantes de Copland, de Marshall-Hall et de MM. Trousseau et Pidoux, rentrent dans celles dont nous venons de parler.

Pour Copland, il y a : 1° une période d'invasion, 2° une période de confirmation (*Dict. of pract. med.*, part. 1, p. 316).

Marshall-Hall en admet trois : 1° une période d'état, 2° une période de confirmation, 3° une période d'invétération (*The Cyclopedia*, t. 1, p. 377).

A l'exemple de Marshall-Hall, MM. Trousseau et Pidoux font trois périodes : 1° une dite d'affection, 2° une de confirmation, 3° une de cachexie (*Traité de thérap.*, t. 1, p. 75).

Quelques-unes de ces dernières divisions, qui ne sont établies que pour la chlorose de la femme, peuvent s'appliquer à celle de l'homme.

2° La chlorose considérée au point de vue de la quantité de sang hydrémié contenue dans l'appareil circulatoire, en supposant la diminution des globules modérée, c'est-à-dire exprimée par des chiffres compris entre 80 et 100.

A ce point de vue, la chlorose offre trois tableaux :

PREMIER TABLEAU. — *Diminution de globules du sang; masse totale du sang contenu dans l'appareil circulatoire en quantité à peu près normale.*

« La peau est blanche, pâle, cependant il n'est pas rare d'observer une légère coloration des joues; les forces sont diminuées, les malades sont fatigués par le moindre exercice; ils se plaignent de palpitations, de dyspnée, augmentant par la marche, l'ascension des escaliers. Un bruit de souffle existe dans les carotides, tantôt des deux côtés, tantôt d'un seul, et alors plus souvent à droite qu'à gauche. Les battements de cœur sont accélérés, plus forts, et s'entendent dans une plus grande étendue. Les fonctions digestives sont languissantes et souvent accompagnées de gastralgie; il y a de la constipation. Souvent, chez la femme, la menstruation se dérange, devient moins abondante, irrégulière, et même se supprime complétement; enfin divers troubles nerveux peuvent également se montrer. »

DEUXIÈME TABLEAU. — *Diminution de proportion des globules sanguins; augmentation de la masse du sang, c'est-à-dire pléthore ou surcharge du système circulatoire.*

« Aux accidents que nous venons tout à l'heure d'énumérer, viennent particulièrement se joindre les suivants :

« Pesanteur de tête, céphalalgie, vertiges, tintements d'oreille, sommeil lourd, interrompu par des rêves pénibles; parfois somnolence dans le jour, bouffées de chaleur vers la tête; la figure est colorée en rose pâle, turgescente, souvent brûlante; le pouls plus développé, quelquefois même assez dur; il y a une sensation de chaleur et de battements à la poitrine. On observe quelquefois aussi des hémorrhagies, et, en particulier, des épistaxis constituées par un sang pâle. »

TROISIÈME TABLEAU. — *Diminution de proportion des globules sanguins; appauvrissement de la masse du sang.*

« On observe alors de l'amaigrissement, la flaccidité des chairs, une grande pâleur et un air de souffrance répandus sur la figure; la fatigue est plus grande, les forces sont plus notablement diminuées, la dyspnée et les palpitations plus fortes et plus faciles, le pouls plus petit et plus faible et les syncopes plus fréquentes. Il n'y a aucune tendance à la production des hémorrhagies. » (Becquerel et Rodier, mémoire cité de la *chlorose et de l'anémie.*)

Ces trois formes, qui se relient déjà par la considération du plus ou moins de réplétion du système circulatoire, trouvent encore des motifs d'union dans un ordre régulier de succession. La maladie présente d'abord le premier tableau, puis le second, et enfin le troisième. La diminution des globules sanguins, qui les précède toujours, devient de plus en plus considérable.

La chlorose spontanée, lorsque rien n'arrête son évolution, offre successivement ces trois tableaux; mais dans la chlorose post-hémorrhagique, par exemple, le premier tableau manque; l'*anémie vraie* est rapidement suivie du deuxième, et celui-ci, d'une durée beaucoup plus courte que dans la maladie spontanée, est bientôt remplacée par le troisième.

De ceci résulte que la quantité du liquide contenu dans les vaisseaux sanguins peut modifier l'expression symptomatologique de la chlorose.

Les divisions données par MM. les professeurs Piorry et Bouillaud sont fondées sur le même principe, comme on peut le voir ci-après.

M. Piorry fait trois états : 1° la *panhypémie* est la diminution dans la proportion du sang en général, que cette diminution reconnaisse pour cause une perte de sang, une alimentation insuffisante ou une affection organique.

Dans l'*hydrohémie*, la masse sanguine n'a pas diminué, mais la partie séreuse prédomine sur la partie colorante et la fibrine, et il se peut faire que, la quantité du sang restant la même, la proportion du caillot, relativement à la partie liquide, soit peu considérable : c'est la pléthore séreuse.

L'*hypochalybémie* est l'état dans lequel, la partie séreuse du sang et la fibrine restant dans la quantité normale, la partie plastique qui contient les globules, avec leur élément ferrugineux, est plus ou moins diminuée : c'est la chlorose.

On voit que la panhypémie correspond au troisième tableau de MM. Becquerel et Rodier, que nous venons de présenter; l'hydrohémie au deuxième et l'hypochalibémie au premier.

Du reste, pour M. Piorry, ce sont des états voisins et pourtant distincts de la même affection.

M. Bouillaud établit, comme M. Piorry, trois états chlorotiques : l'anémie, l'hydrémie, et la chlorose; il y joint un état mixte, la chloro-anémie.

L'*anémie* consiste, selon lui, dans une diminution plus ou moins considérable de la quantité normale du sang que doit posséder l'économie animale, comme il arrive à la suite d'abondantes hémorrhagies naturelles ou artificielles, ou d'une hématose insuffisante, soit par l'effet de diverses maladies, soit par l'usage d'une alimentation trop peu abondante, etc.

Il appelle *hydrémie* cet état dans lequel la partie séreuse du sang est plus abondante qu'à ce même état normal. Elle se rencontre par exemple chez les individus d'ailleurs bien constitués, auxquels, pour le traitement de maladies inflammatoires graves, on a pratiqué plusieurs saignées dans un espace de quelques jours, en même temps qu'on leur administrait des boissons aqueuses et qu'on les tenait à une diète absolue.

Quant à la *chlorose*, c'est, d'après lui, cet état dans lequel, la quantité de la partie séreuse du sang restant la même ou à peu près, la quantité de la partie plastique, c'est-à-dire de la partie qui constitue le caillot, et spécialement de la matière dite colorante et le fer qu'elle contient (globules), est plus ou moins considérablement diminuée. Dans la chlorose, suivant lui, la quantité de la masse sanguine hydrémiée, serait normale ou à peu près; cette maladie se rencontrerait rarement chez l'homme et même chez la femme.

Par *chloro-anémie*, enfin, le même auteur entend cet état mixte où, en même temps que la masse totale du sang est en défaut, ce défaut porte sur la matière colorante (globules) plus que sur les autres parties du sang; cette dénomination donnerait une idée du double élément fondamental de la maladie; c'est cet état qu'on rencontre fréquemment dans les deux sexes.

L'établissement de la chloro-anémie nous paraît inutile, car c'est la répétition de ce que M. Bouillaud entend par anémie. Quant aux trois divisions principales, elles correspondent : l'anémie, au troisième tableau de MM. Becquerel et Rodier; l'hydrémie, au deuxième, et la chlorose, au premier. M. Bouillaud convient d'ailleurs que les ressemblances qui existent entre elles l'emportent sur les différences, et il les comprend dans la même description.

Nous ferons remarquer que l'hydrohémie ou hydrémie ne peut

être considérée comme un état à part, car dans toutes les formes de la chlorose le sang est hydrémié, et cette hydrémie est subordonnée à la diminution des globules. C'est seulement un symptôme commun à toutes les formes chlorotiques.

Les autres états indiqués par MM. Piorry et Bouillaud n'ont pas la généralité de l'hydrémie; ils représentent des formes spéciales de la chlorose, mais ces formes, de même que l'hydrémie, sont sous la dépendance du fait primitif qui domine la chlorose, c'est-à-dire la diminution de l'élément globulaire.

M. Beau, qui a réuni dans un même groupe, sous le nom de cachexie, tous les états chlorotiques, idiopathiques et symptomatiques, prétend que dans tous il y a invariablement *polyémie séreuse* ou *pléthore séreuse*. Cette opinion n'est pas admissible. Comme on vient de le voir, la polyhémie séreuse n'est qu'une des trois formes qu'affecte la chlorose, au point de vue du plus ou moins de réplétion du système circulatoire.

D'après nous, il faut sans doute, dans la description de la chlorose, faire ressortir les nuances pathologiques que cette maladie peut offrir; mais il est inutile de leur donner un nom à part, à moins de dénommer autant de chloroses qu'on observe de symptômes.

§ II.

Les auteurs ont donné d'autres divisions qui peuvent avoir leur utilité. Les uns les appliquent aux deux sexes, les autres à la femme seulement. Nous les rapporterons toutes, afin d'être plus complet.

a. Les auteurs du *Comp. de méd.* ont présenté la division suivante, en considérant la chlorose au point de vue de la prédominance de certains symptômes, division d'une extrême importance dans la pratique :

1° Chlorose idiopathique,
- *a.* avec prédominance des accidents cérébraux.
- *b.* avec prédominance des troubles viscéraux.
- *c.* avec prédominance des troubles de la circulation.
- *d.* avec prédominance des troubles des fonctions génitales.

2° Pseudochlorose ou chlorose symptomatique.

M. Trousseau admet chez la femme une espèce de chlorose qu'il appelle *ménorrhagique;* c'est lorsque l'écoulement menstruel dure plus longtemps qu'à l'état normal et où il se transforme en une véritable hémorrhagie.

La connaissance de ces variétés sert à empêcher les erreurs de diagnostic auxquelles la prédominance d'un symptôme a souvent conduit le médecin.

b. M. Blaud admet une chlorose idiopathique et une symptomatique : la première, il la divise en chlorose accidentelle ou acquise et en chlorose constitutionnelle tenant à une disposition particulière de l'organisme qui remonte à la première enfance (mémoire cité).

c. Selon M. le Dr Dauvergne, l'observation journalière montre qu'il existe beaucoup de chloroses qui, dans l'espace de quelques jours à trois semaines, se développent et se confirment, tandis qu'elles s'amendent et disparaissent dans un temps à peu près égal sous l'influence d'une médication convenable. Il en est d'autres au contraire qui surviennent lentement, avec des phénomènes insensibles et graduels, minant sourdement et profondément la constitution, éveillant plus particulièrement les sympathies nerveuses des divers organes, et ne cédant qu'à une très-longue et très-persévérante médication. On se trouve ainsi naturellement autorisé à admettre une *chlorose aiguë* et une *chlorose chronique* (*Gaz. des hôp.*, 1842, p. 608).

M. Blaud raconte qu'une femme âgée de vingt-trois ans, et qui avait toujours joui d'une bonne santé, fut prise d'une chlorose *aiguë* le jour qui suivit la première nuit de ses noces (*Mémoire sur la chlorose; Rev. méd.*, t. 1er; 1832).

On lit aussi le fait suivant dans la thèse Ballard : « Je connais une dame d'un tempérament très-irritable, à laquelle il survient une chlorose *aiguë* parfaitement caractérisée, commençant par la douleur à l'estomac, et successivement des irradiations nerveuses, toutes les fois qu'elle fait le moindre excès » (loc. cit.).

d. M. Wendt, de Breslau, admet trois espèces de chloroses : il appelle *atoniques* (*frigida*) les deux premières, et la troisième *chlo-*

rosis fortiorum (*callida*). La première s'observe à la suite de la suppression des règles, la leucorrhée existe continuellement. La deuxième est difficile à reconnaître; elle affecte surtout les personnes irritables, ordinairement hystériques. Sa cause est le plus souvent une affection morale; la menstruation existe, mais il y a des douleurs lombaires et sacrées à l'approche des époques. La consomption en est la terminaison ordinaire. La troisième s'observe généralement chez les femmes robustes, elle est le résultat de fatigues ou d'abus; il y a congestion vers les organes de la génération, et de la fièvre qu'on ne remarque pas dans les deux premières formes. Elle se termine par la fièvre hectique. (Sur la ménostasie et la chlorose, *Arch. gén. de méd.*; Strasb., 1836.)

Nous citons ces divisions de M. Wendt, sans accepter complétement les opinions qu'il émet.

e. M. Ashwell distingue la chlorose qui apparaît chez la jeune fille avant l'établissement du flux menstruel, et qui présente selon lui un état de faiblesse et un arrêt de développement dont le germe existe dès la première enfance, de celle qui se montre quand l'écoulement menstruel s'est déjà manifesté et qui est ordinairement accompagnée de suppression ou de dérangement de cette fonction. Il appelle la première *chlorose simple*, et la seconde, *chlorose compliquée d'aménorrhée* (*Mém. sur la chlorose et ses complic.*; *Gaz. méd. de Paris*, 9 juin 1838).

f. M. le Dr Chrabrely a appelé *larvée* une chlorose qui prenait le masque d'une phthisie (*Gaz. des hôp.*, 1842, p. 763), et enfin M. le Dr Salleron donne le nom de chlorose *physiologique* à la pléthore séreuse des femmes enceintes (*la Cachexie;* Thèses de Paris, 1849).

Les distinctions dans le chlorose, que l'on vient de passer en revue, sont de notre époque. Il y en a de sérieuses, fondées sur des considérations importantes, et qui guident le praticien dans le dédale de cette maladie. Mais il faut craindre de les multiplier inutilement, comme déjà on l'avait fait dans les deux siècles derniers. Donnons en une idée :

Lieutaud établissait deux espèces de chlorose : la *chlorose légitime*, consistant dans la suppression des menstrues, et la *chlorose bâtarde*, dans laquelle il y a obstruction des autres viscères ou la cachexie proprement dite (*Synops. univ. prax. med.*, t. 1er, p. 447 ; 1765).

Sauvages divisait la chlorose en *vraies*, dont il faisait cinq espèces : *chlorose des vierges*, *chlorose des filles amoureuses*, *chlorose par aménorrhée*, *chlorose des femmes enceintes*, *chlorose des enfants*, *chlorose héréditaire;* et en *chloroses fausses*, qui renfermaient une foule de variétés : *chlorose vermineuse*, *chlorose verte*, etc. (*Nosogr. méthod.;* Lyon, 1772).

Voici, du reste, la critique que Chaussier faisait de ces nombreuses divisions : « Depuis Varandée, dit-il, les auteurs firent une variété infinie de chloroses de tous les âges, de toutes les circonstances : ils voyaient dans l'enfance des variétés chorotiques de la dentition, vermineuses (Sauvages, Plater), physconniennes (Sauvages, Sagar); chez les filles et les femmes, des chloroses avant et après la puberté (Sauvages, Baillou), de la grossesse (Moriceau, Astruc), nymphomanes (Tissot), ménorrhagiques (Astruc, Sauvages), amoureuses (Varandée, Hoffmann); avant et après l'époque critique, fluoriques, hystéralgiques (Sauvages), et même de clôture de la matrice (Sauvages); ils voyaient dans les deux sexes et l'âge adulte des variétés de chlorose; chez les hommes pituiteux et mélancoliques, des chloroses épidémiques, endémiques, celles-ci divisées en carthaginoise et en bengalienne (auxquelles on pourrait ajouter des chloroses égyptienne, américaine et européenne) (Sauvages), rachialgiques (Sauvages, Rammazzini), des libertins (Tissot), avant et après les maladies aiguës (Bonnet), compagnes des affections chroniques, métalliques (Storck), herniaires, etc., etc. On n'en finirait pas si on voulait énumérer toutes les variétés qu'on a faites ou qu'il serait possible de faire sur le même principe. » (Thèses de Paris, Balard; 1803.)

Les nuances de formes de la chlorose qui ont donné lieu à ces divisions existent; mais cette maladie, véritable protée, ne saurait se plier à toutes les exigences didactiques; le plus souvent, ces divisions ne peuvent être isolées, les faits ne s'enchaînant pas dans un ordre toujours le même. L'ordre de développement des différents symptômes de la chlorose n'offre en effet rien de régulier ni de constant ; les phénomènes augmentent ou diminuent, se groupent de diverses manières, et marchent par degrés dont l'intensité varie d'après les individus et d'après les causes qui produisent la maladie. Mais il ne faut pas perdre de vue que la chlorose est au fond toujours la même ; car chaque variété présente comme caractère dominant la diminution de l'élément globulaire.

VII. NOSOGRAPHIE

DE LA CHLOROSE CHEZ L'HOMME.

A. Anatomie pathologique.

a. *Autopsie.* — Dans l'autopsie qui fut faite à Paris, par Hallé, sur un mineur chlorotique d'Anzin (*Journ. de méd.*, an XIII, page 12), on trouva ce qui suit : Dans la cavité thoracique, le cœur était d'un volume très-ordinaire, sa chair pâle comme une chair musculaire qui aurait été macérée et lavée, ses parois mollasses et les colonnes charnues grêles. Aucune altération n'affectait sa structure. On remarqua dans le ventricule gauche un caillot pâle comme la chair du cœur elle-même, et qui ne contenait aucune portion appréciable de matière colorante.

D'autres autopsies ont montré l'atrophie de cet organe, mais le plus souvent son volume est normal comme dans le cas de Hallé ; seulement ses parois sont amincies et flasques.

Tous les vaisseaux artériels et veineux des trois cavités splanchniques étaient vides de sang coloré et ne renfermaient qu'un peu de liquide séreux. On ne trouvait du sang ni dans l'aorte jusqu'aux divisions crurales, ni dans les axillaires jusqu'aux divisions brachiales, ni dans les veines congénères, ni dans le système des vaisseaux hépatiques, ni dans aucun des sinus du cerveau.

En incisant profondément les cuisses dans l'épaisseur des chairs musculaires, il s'écoulait un sang liquide noir et en petite quantité; en toute autre partie, il ne s'en écoulait point. La chair des muscles qui recouvrait le thorax était assez rouge, celle des extrémités l'était moins.

Les cadavres sont secs comme s'ils étaient de cire, suivant l'expression de Lieutaud.

Les poumons étaient remarquables par leur mollesse; ils étaient légers, crépitant sous le doigt, nulle part engorgés, extrêmement blancs et parsemés de quelques points d'un bleu foncé. Par les incisions, ils répandaient une sérosité écumeuse et jaunâtre qui s'échappait de toutes les parties du parenchyme et ne sortait d'aucune collection particulière contre nature.

Dans la cavité abdominale, le foie était petit, d'une couleur blonde tant à l'extérieur que dans sa substance, qui était molle, onctueuse au toucher. La vésicule du fiel était à demi-pleine de bile couleur de jaune d'œuf.

La rate était petite, plus molle qu'à l'ordinaire, et le liquide qui s'en écoulait était d'un rouge lie de vin foncé.

Le canal intestinal offrait une décoloration complète, et paraissait seulement humecté par le sérum.

Dans la cavité crânienne, le cerveau était blanc; la substance extérieure, peu cendrée, se distinguait faiblement de la substance blanche; les plexus choroïdes étaient assez pâles.

Hallé ajoute que cette absence de sang s'est également rencontrée dans les autopsies qui ont été faites sur les lieux où la maladie s'est déclarée.

Les membranes séreuses ne contiennent pas toujours de la sérosité. Quand elle existe, elle se montre plus souvent dans le péritoine, les plèvres, ainsi que dans le tissu cellulaire de tout le corps, où elle donne lieu à une anasarque. Mais ces infiltrations et ces épanchements sont très-peu considérables. Dans le cas de Hallé, le péritoine ne renfermait pas de sérosité épanchée, les deux cavités pleurales n'en contenaient non plus aucune quantité notable. Dans la cavité du ventricule gauche du cerveau, il y avait seulement 3 à 4 grammes de sérosité qui ne pouvait avoir contribué à l'apparition des symptômes cérébraux qu'on observe souvent dans cette maladie.

Ce que dit M. Piorry de l'ouverture du sujet, dont l'observation se trouve dans ce travail, rentre dans le tableau que nous venons de donner d'après Hallé.

Les lésions anatomiques que l'on vient de passer en revue appartiennent à la chlorose symptômatique comme à la chlorose idiopathique. Elles sont, en général, plus marquées lorsque la chlorose dure depuis plus longtemps. Les tissus des organes sont sains quand la chlorose est simple ; mais si elle est symptômatique, on trouve de plus la lésion anatomique des organes qui sont le siége de la maladie principale.

b. *Du sang.* — 1. *Sang normal.* Quelques détails sur le sang normal nous paraissent utiles comme points de comparaison avec le sang pathologique.

Les anciens ne connaissaient pas la composition du sang. Leeuwenhoek avait découvert, en 1674, les globules rouges sanguins au moyen du microscope ; mais, au point de vue chimique, rien n'avait encore été fait. Dans la moitié du 17e siècle, Bayle remarqua un des premiers la couleur rouge des cendres laissées par l'incinération complète du sang, et à peu près à la même époque Menghini trouvait que le fer était un des principes de ce liquide. Rouelle et Bucquet, en 1776, Forcke en 1783, Fourcroy et Vauquelin, à la fin du même siècle, constatèrent également la présence du fer dans le sang, et ils en obtinrent des quantités assez considérables, à l'état d'oxyde, d'une belle couleur brune et attirable à l'aimant. Le Dr Wells fit voir que la coloration du sang n'était pas due au fer seul, mais à la présence d'une matière animale organisée dans laquelle il entrait comme élément organique (hématosine de Berzelius), que toute cette matière, et par conséquent le fer, étaient contenus dans les globules (*Transact. philos.*, 1787).

Depuis cette époque, l'analyse du sang s'est complétée par les travaux de Berzelius et de MM. Prévost et Dumas. Voici la moyenne adoptée par les chimistes modernes, et par MM. Andral et Gavarret en particulier.

Fibrine	3
Globules	127
Sels	8
Albumine et autres principes solubles	72
Eau	790
	1000

MM. Becquerel et Rodier donnent comme chiffres moyens des globules celui de 127 pour les femmes et celui de 141 pour les hommes. Quant au chiffre moyen de la fibrine, ces expérimentateurs donnent 2,2. M. Poggiale a donné comme moyenne des globules, 130. On comprend qu'il est impossible d'établir des chiffres absolus à cet égard; aussi adopterons-nous ceux de 127 pour les globules et de 3 pour la fibrine, donnés par MM. Andral et Gavarret, parce qu'ils sont les plus connus.

M. Sarzeau avait, en 1830 (*Journal de pharmacie*), signalé l'existence du cuivre dans le sang, fait confirmé depuis par M. Rossignon (*Comptes rendus des séances de l'Acad. des sciences*, t. 17). M. Millon, en 1848, a présenté à l'Académie des sciences un travail dans lequel il avance que le sang contient constamment du manganèse, du plomb et du cuivre; ces corps se fixeraient, selon lui, dans les globules, et tout le portait à croire que ces métaux participeraient, comme le fer, à l'organisation de la vie. D'après cette vue toute théorique, M. Millon se demande s'il n'y aurait pas aussi des chloroses, faute de cuivre, de plomb et de manganèse. On comprend que tous les métaux qui entrent dans la composition des aliments puissent se trouver dans le sang; toutefois ils y sont en très-petite quantité, et comme accidentellement. Le manganèse en particulier, qui est isomorphe avec le fer, peut bien se substituer à celui-ci dans ses combinaisons; mais le fer, par sa quantité et sa constance dans la composition organique de l'hématosine, semble devoir être seul considéré comme partie intégrante et fondamentale du sang. Or, on ne sait rien de précis sur l'état du manganèse dans ce liquide, et M. Le Canu paraîtrait même croire que ce métal, quand on l'y trouve, y a été accidentellement introduit par l'analyse.

Selon MM. Pelouze et Frémy, la pesanteur spécifique du sang, à 15° de chaleur, varie de 1050 à 1058. M. Bouillaud a trouvé que sa densité était de 8° à l'aréomètre de Baumé, et MM. Becquerel et Rodier donnent 1028 pour la pesanteur spécifique du sérum.

Retiré de la veine et refroidi, le caillot pèse $^1/_4$ du poids total du sang, et le sérum $^3/_4$. En volume, le caillot est les $^3/_5$ et le sérum les $^2/_5$ (Bouillaud).

La température du sang est de 30 à 31° Réaumur, ou de 38° centigrades.

Chauffé à 70°, son albumine se coagule; mais si, à sa sortie de la veine, le sang se refroidit à la température ordinaire, ce n'est pas l'albumine qui se coagule; ici, c'est la fibrine, et cela a lieu spontanément.

La quantité de sang contenu dans le corps d'un homme adulte est, d'après Valentin, de 14^k,6, et chez la femme de 12^k,3 (*Repert. für Anat. und Phys.*, t. 3).

Si l'on admet chez un homme vigoureux 15 kilogr. de sang, cela donnerait 3^{gr},4 de peroxyde de fer, lesquels représenteraient 2^{gr},42 de fer métallique (Bérard, *Physiol.*, t. 3, p. 110).

2. *Du sang dans la chlorose.* — Si l'on examine maintenant les divers éléments du sang qui sont altérés chez la femme chlorotique,

on verra qu'ils subissent les mêmes modifications chez l'homme que nous considérons comme atteint de la même maladie.

Nous avons vu, dans l'historique, que M. Le Canu, le premier, démontra l'abaissement du chiffre des globules chez une chlorotique; ce chiffre était réduit à 55 dans une première analyse et à 51 dans une seconde. Mais la diminution des globules dans la chlorose a été parfaitement établie par MM. Andral et Gavarret, qui ont constaté que de 127, chiffre normal, ils étaient descendus dans l'espèce humaine, tant hommes que femmes, à 113, 109, 100, 90, 80, 65, 38 et même à 21 dans un cas d'hémorrhagie utérine.

Comme dans ce travail nous nous occupons spécialement de la chlorose chez l'homme, nous donnons le tableau des analyses qui ont été faites jusqu'à ce jour sur le sang de chlorotiques, tous du sexe masculin.

NOMS DES AUTEURS.	VARIÉTÉS DE CHLOROSE.		CHIFFRE des globules dans 1000 parties de sang.
ANDRAL et GAVARRET.	Chlorose spontanée. 3 saignées ont donné :	la 1re.	87
		la 2e, sans trait. .	77
		la 3e, après trait.	86
	Chlorose spontanée provenant d'alimentation insuffisante.		68
	Chlorose paludéenne. 2 saignées ont donné :	la 1re.	68
		la 2e, après trait. .	83
BECQUEREL et RODIER.	Anémie idiopathique (pour nous c'est de la chlorose).		101
	Anémie due à une hémoptysie.		105
	Anémie tuberculeuse.		100
	Anémie cancéreuse.		109
	Anémie due à la maladie de Bright.		97
RICORD et GRASSI.	Chlorose syphilitique :		
	Chancre induré.	1re saignée.	95
		2e saignée, après 30 jours de traitement.	109
	Chancre induré.	1re saignée.	94
		2e saignée, après 10 jours de traitement.	106
		3e saignée, 30 jours après la 2e.	128
	Chancre induré.	1re saignée.	70
		2e saignée, après 20 jours de traitement.	142
	Chancre induré.	1re saignée.	90
		2e saignée, après 19 jours de traitement.	106
		3e saignée, 28 jours après la 2e.	131
	Tubercules de la face. .	1re saignée.	101
		2e saignée, après 11 jours de traitement.	147
	Chancre induré, roséole.	1re saignée.	134
		2e saignée, après le traitement.	141
MARCHAL (de Calvi) et POGGIALE.	Chlorose primitive.		39
39 est le chiffre le plus bas trouvé jusqu'aujourd'hui dans la chlorose chez l'homme.			

Les globules, outre qu'ils diminuent, subissent-ils quelques changements ? M. Andral, ayant voulu, dans deux cas de chlorose, s'assurer au microscope de leur état physique, a trouvé qu'ils étaient plus petits que de coutume; un certain nombre n'avaient plus leur forme ordinaire, et ils étaient brisés et disséminés, semblables à des espèces de fragments; cet état des globules a disparu avec le retour à la santé. M. Andral ajoute que ces observations sont trop peu nombreuses pour qu'on puisse en tirer des conclusions définitives. Toutefois M. le Dr Selade a vérifié ces expériences et obtenu exactement les mêmes résultats.

La fibrine ne subit d'influence dans la chlorose qu'autant que cette affection est accompagnée d'une de ces maladies qui modifient cet élément du sang. Dans la chlorose sans complication, le sang retiré du vivant de l'individu se concrète d'ordinaire en un caillot rose, petit, dense, d'autant plus fortement revenu sur lui-même que la maladie est plus avancée; ce caillot, nageant dans une grande quantité de sérum incolore, est recouvert d'une couenne épaisse, due à une plus forte proportion relative de la fibrine, qui n'a pas diminué comme les globules, et non à un état inflammatoire, comme l'avaient cru Borsieri et Tommasini. Elle n'augmente que lorsqu'il y a quelque complication phlegmasique, annoncée d'ailleurs par un mouvement fébrile plus ou moins prononcé.

Le sérum chez les chlorotiques augmente en raison directe de la diminution des globules. M. Louis a trouvé qu'il formait plus des $^3/_4$ en poids du sang, le reste étant formé par le caillot; ou bien en volume les $^{10}/_{11}$, le caillot ne formant que le $^1/_{11}$ (obs. 2).

En raison de ces changements, la densité du sang varie aussi, suivant le degré de gravité de la maladie, et cette densité peut descendre jusqu'à 5° $^1/_2$, et même 5°, son chiffre normal étant 8° à l'aréomètre de Baumé (Bouillaud).

Par la même raison, le sang a une couleur moins foncée qu'à l'ordinaire.

On a remarqué encore dans la chlorose posthémorrhagique une

substance semblable à de la crème, et qui flottait à la surface du sérum ; suivant Marshall-Hall, ce phénomène doit avoir quelque rapport avec l'amaigrissement, et il est probablement causé par l'absorption de la graisse portée dans le torrent circulatoire.

Les autres matériaux du sang sont restés à peu près dans leurs proportions normales.

La diminution seule des globules, quel que soit l'abaissement qu'ait subi leur chiffre, ne détermine pas celle de l'albumine. Voilà pourquoi il n'y a pas d'hydropisie dans la chlorose. Pour qu'une suffusion dans les séreuses se produise, même légère, il faut que la diminution des globules soit devenue considérable, et encore n'est-ce pas cette diminution qui l'occasionne, mais bien quelque trouble consécutif du côté des reins, par lesquels se fait alors la déperdition de l'albumine.

Toutes ces modifications pathologiques sont communes aux deux sexes.

B. Symptomatologie.

a. *Habitude extérieure.*

Les chairs sont molles, sans résistance ; le visage est tantôt amaigri, tantôt bouffi, et comme transparent ; mais alors il conserve son élasticité, ce qui différencie cette bouffissure de l'œdème. C'est à cette élasticité que Brueck a donné le nom de *turgor lymphaticus*. Le tronc et les membres sont aussi quelquefois amaigris, mais plus souvent ils ont conservé leur embonpoint et ont même quelque chose de la forme arrondie des femmes.

La peau, ordinairement sèche, présente une couleur qui varie selon le degré de la maladie et l'âge du sujet. Elle est pâle ou jaunâtre, ou grisâtre et terreuse, ou jaune verdâtre comme de la cire blanche vieillie par le temps. Les joues présentent quelquefois une coloration rosée, mais elle semble posée sur un fond de pâleur répandue du reste sur tout l'ovale inférieur de la figure. Chez la jeune fille, ces couleurs morbides sont plus caractéristiques, principalement au visage, à cause de la finesse et en quelque sorte de la transparence de la peau : *Facies non omnibus una, nec diversa tamen.* Cette différence toute secondaire avait contribué à faire méconnaître la chlorose chez l'homme.

La muqueuse qui revêt les gencives, la langue, la voûte palatine, la face interne des joues, les lèvres, les narines, en un mot toutes les muqueuses visibles, sont plus ou moins décolorées selon le degré de la maladie.

La sclérotique, qui paraît amincie, est d'un blanc mat très-prononcé qui se marie avec une légère teinte bleuâtre; la conjonctive ne présente pas de ramifications capillaires; les yeux ont une expression de tristesse marquée.

Il peut y avoir retard dans l'apparition de la barbe, ou bien chute ou usure prématurée des poils. Les ongles eux-mêmes peuvent devenir sans consistance aucune, friables à l'excès, manquer en partie, et n'offrir aux doigts qu'un appui illusoire. (Obs. 3.)

Les paupières sont quelquefois cernées, tuméfiées et infiltrées, surtout le matin, après le sommeil; le tour des malléoles se gonfle vers le soir, après la fatigue du jour. Cet œdème peut envahir les pieds et les jambes; mais il disparaît par le repos.

b. *Circulation.*

Le malade accuse quelquefois du bourdonnement, du sifflement aux oreilles.

Il y a ordinairement absence du relief des *veines sous-cutanées*; elles sont turgescentes quand il y a pléthore séreuse. Celles du dos de la main ont une couleur violette très-prononcée.

Le pouls est étroit ou large, suivant la quantité de sang contenu dans le système circulatoire; il est régulier ou variable d'un moment à l'autre, car tantôt il est faible, mou, dépressible, misérable, tantôt résistant, pléthorique; fréquent ou lent, traduisant ainsi les irrégularités de la circulation cardiaque. Le nombre des pulsations peut varier de 37 par minute, comme chez l'accusé Granié, chlorotique par défaut d'alimentation (Bouchardat, thèse sur l'*aliment. insuffis.*, p. 23), jusqu'à 60, 68, 72, 84, 106, 120, chiffres de nos observations.

Les sujets chlorotiques sont tourmentés par des palpitations tumultueuses, intermittentes ou continues. Elles sont occasionnées par le moindre mouvement, par un exercice même modéré, par la progression sur un plan ascendant, par toute impression physique ou morale un peu vive, par le travail de la digestion; elles peuvent aussi être causées par la station debout ou assise, et diminuer ou disparaître par la position horizontale.

Les palpitations peuvent amener des défaillances et des lipothymies de plus en plus fréquentes et prolongées à mesure que la maladie s'aggrave, et cela sans frisson ni refroidissement suivi de sueur. Il arrive encore qu'après quelques pas, le malade s'affaisse et s'évanouit. D'autres fois, dès qu'il se lève, il tombe en syncope : ces défaillances, ces lipothymies et ces syncopes, reconnaissent pour cause l'appauvrissement du sang.

Pas de voussure précordiale à la vue ni au palper; la palpation fait reconnaître facilement les mouvements cardiaques; le choc de la pointe du cœur est modérément prononcé

La percussion révèle que la matité du cœur est parfaitement normale et dans les limites reconnues pour être celles de cet organe à l'état physiologique; quelquefois dans la chlorose avancée la matité est plus étendue (obs. 3); c'est que les parois amincies et devenues flasques se distendent sous l'influence des contractions, et simulent un cœur anévrysmatique.

A l'auscultation, les bruits du cœur, quelquefois un peu faibles et précipités, sont d'ordinaire lents, forts et éclatants, s'observant dans une grande étendue, même dans toute la partie antérieure-droite de la poitrine, aussi clairs en bas, au rebord des fausses côtes, que ceux qu'on signale entre la quatrième et la cinquième vraie côte du côté gauche; ces bruits interrompent quelquefois le sommeil du malade. Ils peuvent s'accompagner, pendant la systole d'un peu de raucité ou d'âpreté, qui se transforme, au premier temps, en un léger souffle dans la précipitation des mouvements du cœur.

Dans quelques cas, les battements sont sans mélange de bruits anormaux. Par moments et à des intervalles fort variables, ils semblent suspendus ; instantanément alors il peut survenir un violent soubresaut ou une contraction convulsive des ventricules qui se fait ressentir au cerveau d'une manière douloureuse (obs. 3). C'est ce phénomène que M. Bouillaud a désigné sous le nom de *faux pas du cœur,* et qui tient, suivant lui, à ce que le ventricule gauche n'ayant pu se remplir convenablement de sang pendant la diastole, bat sinon tout à fait à vide, du moins sur une très-petite masse de liquide (*Traité des maladies du cœur,* t. 1, p. 141 ; 1835).

L'impulsion du cœur, faible à l'état de repos, devient forte par le mouvement, les émotions morales.

Bruits de souffle. — 1. *Bruit de souffle simple, appelé aussi bruit de souffle intermittent ou à simple courant.* Très-ordinairement le premier bruit du cœur est voilé par un souffle doux, quelquefois assez prononcé dans son genre (obs. 14), ayant son maximum d'intensité à la base de l'organe, au niveau de l'orifice aortique, d'où il va en diminuant vers la pointe. Ce bruit s'entend aussi dans l'aorte sous-sternale, les sous-clavières et les crurales. Il y a des cas néanmoins où, bien qu'il se fasse entendre au cœur et dans les vaisseaux du cou ; il ne se produit pas d'une manière sensible dans les autres artères, excepté l'aorte, quelle que soit la position du malade, assis ou couché.

Ce souffle se répète à intervalles égaux au moment de chaque diastole artérielle. On le rencontre deux fois plus souvent chez la femme que chez l'homme (Barth et Roger).

2. *Souffle continu.* Ce souffle s'entend à la région cervicale seulement. Son timbre est variable, car, suivant son intensité, il se transforme et on a comparé les modifications qu'il présente au mumure de la mer, au roucoulement de la tourterelle, à la vibration prolongée d'une corde métallique, à un bruit de mouche perçu même par

le doigt posé légèrement sur l'artère, à la résonnance du diapason, à un bruit musical plus aigu que Laennec a appelé *chant modulé des artères*.

Ce bruit se manifeste plus tard que le souffle intermittent, et il indique une plus grande diminution de globules que ce dernier; on le rencontre rarement seul. Quelquefois il existe d'un côté du cou, tandis que de l'autre on trouve le souffle intermittent; mais ordinairement ces deux bruits se mêlent, comme nous allons le voir.

Le souffle continu est plus commun chez la femme que chez l'homme dans la proportion de 7 à 1 (Aran).

3. *Bruit de souffle continu à double courant, ou bruit de diable.* Il est la réunion des deux précédents. L'intermittent va du cœur à la tête, et le continu semble suivre une direction opposée. Le bruit à double courant est composé du souffle continu, doux ou musical, plaintif, renforcé à chaque contraction du cœur par le bruit de souffle intermittent qui est plus fort, de manière à constituer par ce renforcement plus ou moins prononcé le bruit de ronflement connu sous le nom de *bruit de diable* ou *souffle chlorotique* (Bouillaud).

Ce bruit s'entend à droite ou à gauche du cou, mais plus souvent à droite; rarement il existe aux deux côtés à la fois, et alors il est plus fort à droite qu'à gauche. On l'observe en quelque sorte exclusivement au cou. M. Vernois ne l'a constaté dans aucune autre région, si ce n'est sur le trajet des crurales. C'est le moins constant de tous les bruits de souffle, et il est rarement permanent.

Il diffère d'intensité selon la position du malade. On le reconnaît mieux lorsqu'il est assis ou debout que lorsqu'il est couché.

Le bruit de diable indique une plus grande diminution dans la proportion des globules que les bruits précédents entendus isolément.

C'est un signe pathognomique de la chlorose confirmée (Bouillaud).

Du reste, chez les mêmes individus, le souffle ne se montre pas toujours avec le même degré d'abaissement des globules. M. Andral a posé à ce sujet les règles suivantes :

1° Lorsque les globules ont assez diminué pour être au-dessous du chiffre de 80, le bruit de souffle existe d'une manière constante; il n'y a pas eu à cette loi une seule exception.

2° Au-dessus de 80, le souffle peut se montrer, mais il n'est plus constant, on continue à l'entendre assez souvent lorsque le chiffre des globules oscille entre 80 et 100; il se rencontre encore, mais beaucoup moins souvent, à mesure que le chiffre des globules dépasse 100, et enfin on ne l'observe plus, en tant que lié à une altération du sang, lorsque le chiffre des globules s'est élevé au-dessus de sa moyenne physiologique.

c. *Respiration.*

La respiration chez les chlorotiques augmente souvent de fréquence par le moindre exercice, quelquefois en mangeant et même lorsque le malade garde le lit; au lieu de 18, chiffre physiologique, nous trouvons 24 et 28 dans deux de nos observations. Elle s'accompagne alors de dyspnée, d'essoufflement, d'oppression ou d'étouffement. Ces troubles arrivent par suite de la faiblesse générale que partagent les muscles inspirateurs, et l'état nerveux n'y reste pas étranger.

Le plus souvent, le malade respire plus librement dans la position horizontale.

Quelques malades éprouvent de temps en temps une petite toux sèche, sans expectoration, qui ne doit pas préoccuper le médecin, lorsqu'il a reconnu qu'elle ne se lie à aucune lésion des organes respiratoires. Elle cède en général à l'emploi des ferrugineux comme la dyspnée et tous les autres phénomènes nerveux chlorotiques.

d. *Digestion.*

Des troubles variés de la digestion existent presque sans exception chez tous les chlorotiques, au point qu'ils ont été pris par d'éminents pathologistes pour la cause constante de la chlorose.

On ne trouve pas de lésion dans les organes de la cavité abdominale, le foie, la rate, le canal intestinal.

L'appétit est assez bon au début de la maladie; mais comme la susceptibilité de l'estomac s'accroît en raison de sa faiblesse, il peut ensuite diminuer notablement et devenir presque nul. On le voit aussi être exagéré, capricieux, singulièrement dépravé, perverti, avec goût pour les substances acides ou indigestes. La digestion devient lente, laborieuse, plonge le malade dans la torpeur, s'accompagne de bâillements, d'éructations, de douleurs gastralgiques, et il peut survenir des indigestions, des vomissements, qui, plus d'une fois, sous le règne de la doctrine physiologique, ont fait croire à une gastrite.

Le malade peut éprouver des coliques venteuses, souvent très-alarmantes, revenant par accès variables, sans cause appréciable ; ces coliques commencent par une distention rapide de l'estomac, accompagnée de contractions spasmodiques du cardia et des gros intestins, d'un refoulement du diaphragme, avec menace de suffocation, redoublement des palpitations et anxiété précordiale (obs. 8).

Quelquefois des borborygmes se forment dans différentes parties de la cavité abdominale; le ventre acquiert alors un volume plus considérable qu'à l'état de santé, il est très-sonore, des gaz sortent aussi par l'anus.

On rencontre en même temps qu'un sentiment de sécheresse à la bouche, une soif vive que le malade satisfait souvent sans mesure, ce qui nuit au travail de la digestion.

De même que cela arrive chez les individus faibles et nerveux, il y a chez les chlorotiques une constipation opiniâtre, ce qui a porté Hamilton à la considérer comme la cause de la chlorose. Les selles en effet sont ordinairement rares et peuvent se supprimer pendant longtemps. Enfin la constipation peut alterner avec la diarrhée chez les personnes épuisées et arrivées à un état de chlorose avancé.

Quant à l'amaigrissement, il n'est pas constant, et un certain embonpoint n'est point incompatible avec un état chlorotique encore peu prononcé; mais, si la maladie continue, l'amaigrissement commence et va toujours en augmentant.

Le malade éprouve une faiblesse musculaire considérable, de la fatigue au moindre exercice, une impossibilité absolue de travail, de la répugnance pour le moindre mouvement, une perte graduelle des forces, des lassitudes spontanées. Quelquefois cet état de faiblesse contraste avec le développement des muscles, l'ampleur des cavités thoraciques et abdominales, ainsi que le volume des membres (obs. 5).

e. *Système nerveux.*

Les troubles du système nerveux sont excessivement variés.

Au début, le malade conserve toute son intelligence; mais bientôt elle diminue, la mémoire est infidèle. Il y a des pleurs ou des rires sans motifs; le caractère devient inquiet, impatient, irascible, concentré; la figure porte l'empreinte de l'abattement, il éprouve une tristesse involontaire et un découragement profond qui peut aller jusqu'au dégoût de la vie.

On remarque aussi une douleur précordiale plus ou moins vive.

Une gastralgie plus ou moins violente peut se manifester, et cette sensibilité de l'épigastre augmente quelquefois par la pression.

Il y a céphalalgie sans cause ou après l'ingestion des aliments, temporaire ou permanente, obtuse ou violente, ayant son siége au front, à la tempe; ou bien cette céphalalgie est périodique, siégeant primitivement à l'occiput, se prolongeant parfois jusqu'à l'un et l'autre orbite; devenant aiguë, lancinante, et augmentant par les mouvements du corps; ou bien élancement au sinciput: ou douleur vive, pongitive, secousses convulsives perçues dans le cerveau; ou bien encore céphalalgie du côté gauche, opiniâtre, revenant sous forme d'accès violents, principalement au milieu de la journée: ces accès sont caractérisés par des battements très-énergiques dans la tempe, le front et le haut de la tête; ils ont leur point de départ à l'angle interne de l'œil, d'où ils s'irradient dans ces diverses parties. Au moment des accès, le décubitus dorsal, l'action de marcher, de parler, ajoutent encore à sa douleur, qui ne suit pas le trajet de la cinquième paire des nerfs encéphaliques : dans ce cas, en effet, cette douleur n'entoure point l'orbite, ne descend pas vers le nez, les joues, et ne pénètre nullement dans l'oreille (obs. 5).

Plusieurs de ces accès se répètent brusquement dans l'après-midi à intervalles inégaux, et cessent de se produire à l'approche de la nuit : ils sont d'une durée qui varie de quelques minutes à une heure (obs. 5).

Dans d'autres cas enfin, il existe des névralgies erratiques dans la branche maxillaire inférieure du trifacial et dans le plexus cervical superficiel (obs. 14).

Tantôt il n'y a aucun point douloureux le long du rachis. tantôt il en existe et ils s'exaspèrent par la pression. Des éclairs de névralgie sillonnent parfois les nerfs intercostaux, et il en apparaît ordinairement du côté gauche du thorax : ces points douloureux sont fréquents, très-vifs, mais fugaces. Des névralgies analogues peuvent se faire sentir de temps en temps dans l'avant-bras, les jambes et à la plante des pieds, bien que rien n'autorise à soupçonner une maladie de la moelle épinière (obs. 14).

On observe aussi des paraplégies de cause chlorotique (Sandras, *Gazette des hôpitaux,* 12 et 16 juillet 1853).

Nous avons noté à la digestion la perversion du sens du goût, et à la respiration une toux sèche, purement nerveuse.

Le sommeil est léger ou lourd, mais toujours non réparateur; il est agité, troublé par des rêves, des cauchemars : il y a somnolence pendant le jour.

Çà et là on peut rencontrer plusieurs points anesthésiques sur la peau, symptômes qui semblent se rapporter à l'hystérie (obs. 15).

10

Les chlorotiques ont souvent des bouffées de chaleur à la face, et ordinairement une grande sensibilité au froid dans les parties éloignées du centre circulatoire. Cependant la chaleur normale n'est pas diminuée, car, chez un de nos malades, le thermomètre centigrade placé sous l'aisselle marquait 38°, la température de la salle étant à 12°. (Obs. 5.)

La vue peut devenir plus faible, éprouver des éblouissements, un obscurcissement prononcé.

Il peut exister aussi des troubles musculaires; tantôt ce sont des crampes, des soubresauts, tantôt un tremblement des mains et une sensation de frémissement continuel dans tout le côté gauche du corps, phénomène qui semble se rapporter encore à l'hystérie (obs. 15).

f. *Appareil génital.*

Les organes génitaux peuvent être en bon état, il peut ne pas exister d'anaphrodisie ni de pollusions nocturnes. Malgré les dénégations du malade, l'état du ces organes permet quelquefois de soupçonner des habitudes de masturbation.

Toutefois, chez des sujets jeunes, les parties génitales, les poils pubiens, la barbe, ne sont pas toujours si développés qu'ils devraient l'être par rapport à l'âge et au développement du reste de la constitution (obs. 5).

Il arrive que ces organes acquièrent une excitation prononcée; et alors le coït est devenu tellement habituel que le malade s'y livre pendant son sommeil et ne se réveille qu'au dénouement (obs. 8).

La nuit, de fréquentes érections ont lieu et s'ajoutent aux accidents précédents; elles produisent de la fatigue et troublent le sommeil; plus tard elles deviennent rares, finissent par cesser, et sont alors remplacées par un état contraire (obs. 8).

Pertes séminales involontaires se rapprochant et revenant quelquefois cinq ou six jours par semaine, parfois accompagnées d'un rire lascif, et plus tard sans aucune sensation; aussi le coït est-il alors éloigné de plusieurs jours, d'une ou deux semaines, et même cesse tout à fait (obs. 8 et 9).

Le malade est souvent averti de l'apparition des pertes par du malaise et un peu de faiblesse qui se déclarent le jour qui précède la nuit de la perte; d'autres fois il ne s'en aperçoit que le matin, par la liqueur spermatique épanchée dans son linge; enfin il arrive que, pendant l'expulsion des matières fécales, il y a issue par l'urèthre d'une matière épaisse, visqueuse, onctueuse, légèrement opaque, qui sort seule ou mêlée à l'urine (obs. 8).

Dans d'autres circonstances, le malade, après avoir d'abord bien uriné, éprouve, à l'époque de la grande fréquence des érections, une émission d'urine fréquente aussi, en petite quantité chaque fois, ayant peu d'énergie et occasionnant une sensation d'ardeur en finissant; les dernières gouttes sont épaisses et visqueuses. Souvent il n'y a pas de perte diurne autre que celle-là; elle a lieu en bavant, et l'écoulement se prolonge souvent pendant environ une heure d'une manière insensible. (Obs. 9.)

Dans le principe la perte était précédée d'une érection, et plus tard elle a lieu sans ce préliminaire; les pertes se montrent souvent dans la nuit même où un fait de masturbation avait eu lieu; rarement il y a plus d'une perte dans une nuit (obs. 9).

Quand le malade est sujet à des pertes, on remarque un sentiment de lassitude au périnée, des douleurs dans les cordons spermatiques et les testicules, des contractions spasmodiques entre les sphincters de l'anus et du col de la vessie (obs. 8).

Les desirs vénériens finissent par s'affaiblir, se répéter moins souvent, et c'est alors que les érections diminuent; enfin l'anaphrodisie complète peut survenir.

Sous l'influence du traitement de la chlorose, les pertes cessent, bien que l'anaphrodisie persiste encore; mais celle-ci disparaît à son tour peu à peu, et il est à remarquer alors qu'avec le réveil des organes génitaux les pertes nocturnes se renouvellent et retardent la guérison; mais elles cessent à mesure que le malade reprend des forces.

g. *Sécrétions.*

Urine. Ordinairement les urines sont abondantes, limpides, incolores comme de l'eau, légèrement acides, d'une densité moindre qu'à l'ordinaire. Dans un cas, elles pesaient 1010, au lieu de 1022, chiffre normal; d'autrefois, tout en présentant les mêmes caractères, leur quantité ne dépasse pas celle des liquides ingérés. On a trouvé chez un malade qu'elles offraient une teinte remarquable par un léger reflet vert-pré (obs. 5). Ce symptôme avait été remarqué autrefois par Cœlius Aurelianus, qui l'indique, sous le nom de *urina fellea*, dans son chapitre *de la cachexie.*

Il peut arriver que les urines soient en petite quantité, épaisses, sédimenteuses, et dans un cas grave de chlorose, on les a vues remarquablement rares (obs. 3).

Quand il arrive que soit la liqueur prostatique, soit le sperme, lors de la défécation, se mêlent à l'urine, ils donnent à celle-ci, lorsqu'elle est encore chaude, un aspect bleuâtre; mais après le refroidissement, elle est trouble, fétide, laissant déposer un sédiment floconneux, épais et blanchâtre.

Dans un des cas que nous rapportons, on a recherché l'albumine dans l'urine et on n'en a pas trouvé de trace.

Sueur. Chez certains sujets la peau est sèche et rude; quelquefois la sécrétion sudorale est supprimée; mais chez d'autres, il arrive qu'à tous les moments de la journée, et surtout la nuit, des sueurs abondantes recouvrent la peau du tronc et des membres, sans qu'elles soient précédées, accompagnées ou suivies, soit de frisson, soit de chaleur. Sous l'influence du traitement, cette sécrétion tend à se régulariser.

C. Marche, durée, terminaison.

Si la chlorose n'est pas grave, sa durée sera courte; dans le cas contraire, elle peut se prolonger indéfiniment, à moins qu'on ne lui oppose un traitement convenable. Dans les observations que nous avons rassemblées, cette durée a été de quelques jours ou de quelques mois, et dans un cas, elle a été de trois ans et demi (obs. 3.)

Chez quelques-uns de nos malades, la chlorose a débuté par un des symptômes suivants : des maux de tête, des lipothymies, une vive céphalalgie, un violent point douloureux au côté gauche du thorax et à la région précordiale, des douleurs excessives dans les membres ou les lombes (épidémie de Schemnitz), des troubles intestinaux, tels que coliques vives ou diarrhée (épidémie d'Anzin); puis commence la décoloration. Chez d'autres malades, l'affection débute lentement, insidieusement, et les premiers symptômes qui se manifestent sont la perte de l'appétit, la pâleur des tégumens, et au bout d'un temps variable, la faiblesse générale, les troubles cardiaques, ainsi que les autres symptômes que nous avons décrits plus haut, et sur lesquels nous ne reviendrons pas. La chlorose peut alors passer par diverses périodes que MM. Marshall-Hall et Trousseau ont désignées sous les noms de période d'état ou d'affection, période de confirmation, et période d'invétération ou de cachexie; degrés de la maladie qui correspondent à une diminution croissante de la proportion des globules du sang. La marche de la chlorose s'accélérera par suite d'un traitement mal dirigé, surtout par des applications de sangsues ou par des saignées, imprudemment conseillées.

La terminaison de cette affection est le plus souvent heureuse. Sur seize observations, nous ne trouvons qu'une seule mort, et encore est-elle due à ce que le malade a refusé toute nourriture; il succomba par épuisement à la suite d'une syncope et sans râle (obs. 6). La vie, dans ce cas, s'est éteinte comme une lampe à laquelle l'huile vient à manquer, selon l'expression de M. Bouillaud.

D. Complications.

Dans les cas de chlorose que nous avons réunis, nous trouvons comme complication : les épistaxis, les engorgements ganglionnaires, l'hypochondrie et quelques symptômes qui semblent se rapporter à l'hystérie.

L'hystérie, qui, lorsqu'elle est primitive, peut être une cause de chlorose par les troubles qu'elle occasionne, par la perversion de tous les actes nutritifs, devient aussi, quoique plus rarement que chez la femme, une complication de cette maladie dans le sexe masculin; mais, comme l'existence de l'hystérie chez l'homme n'est pas encore généralement admise, nous croyons devoir, à cet égard, entrer dans quelques détails.

Hystérie chez l'homme.

L'observation apprend que l'affaiblissement de la constitution est une cause puissante de névroses. Ce qui domine, en effet, dans les causes prédisposantes des maladies nerveuses, c'est toute influence capable de rompre l'équilibre entre la sensibilité et les forces; or la chlorose est parfaitement dans ce cas.

Hippocrate avait observé des symptômes hystériques dans les deux sexes : « Les terreurs paniques jettent quelquefois dans une si grande épouvante, qu'on perd la tête, jusqu'à croire qu'il y a des lutins qui se plaisent à tourmenter soit la nuit, soit le jour, ou même en tout temps. Or cet état se voit plus souvent chez les femmes que chez les hommes, parce que leur nature est pusillanime et faible. » (*De Morbis virginum,* paragr. 1 ; *Encyclop. des sciences méd.*)

Les phénomènes de l'hystérie observés chez l'homme avaient été mis sur le comte de l'hypochondrie, état vague et mal défini. Selon Sydenham, l'hypochondrie est l'hystérie de l'homme et réciproquement (*Oper. med.*, t. 5, p. 239). Ce rapprochement entre l'hypochondrie et l'hystérie a été fait aussi par Baillou, Hygmore, Stahl et Hoffmann, et pour eux c'est presque une assimilation.

MM. Foville, Dubois (d'Amiens), les auteurs du *Compendium de médecine,* Trousseau et Pidoux, et d'autres médecins, nient l'existence de l'hystérie chez l'homme. Ne voyant dans cette maladie qu'une affection des organes génito-ovariens, ils la considèrent comme exclusivement propre à la femme.

Mais déjà Lepois et Willis, au 17e siècle, avaient avancé les premiers que la source des phénomènes hystériques devait être recherchée dans le cerveau et non dans les organes génitaux. Pomme émet la même opinion qui est celle de la plupart des auteurs modernes.

Du reste, cette question s'est beaucoup éclaircie dans ces derniers temps. D'après M. le Dr Bezançon, l'hystérie se déclare quelquefois avant l'approche de la puberté. Ce médecin a recueilli des observations de femmes qui ont éprouvé des douleurs hystériques depuis leur plus tendre enfance; il en cite d'autres dans lesquelles les convulsions hystériques ont commencé à sept ans; il en mentionne même une où ces convulsions remontent aussi loin que les premiers souvenirs de la malade. Il est évident qu'ici les organes génitaux ne jouent aucun rôle dans la production de l'hystérie. (Thèse sur l'*hystérie;* Paris, 1849.)

Selon M. Gendrin, l'hystérie peut se présenter chez les deux sexes avec les mêmes formes; seulement elle est plus rare chez l'homme que chez la femme, et pour trente femmes hystériques, on trouvera à peine un homme attaqué de la même maladie (*Gaz. des hôp.*, 1er mars 1853).

M. le Dr Mesnet s'exprime ainsi : « Loin de moi d'avoir voulu faire de l'hystérie la propriété exclusive du sexe féminin. L'homme, par la nature même des conditions physiques et morales dans lesquelles il vit est moins que la femme sujet aux causes qui peuvent profondément ébranler son système nerveux; mais dans certaines dispositions congéniales ou acquises, comme elle, il se prendra de la maladie hystérique. » La première observation de son travail est une hystérie chez l'homme, et, pour lui, cette affection marche avec les accidents chlorotiques qu'elle précède ou dont elle est symptomatique. (*Étude des paralysies hystériques;* Thèses de Paris, 1852.)

M. Marshall-Hall range l'hystérie au nombre des symptômes de la chlorose. C'est que celle-ci la précède fréquemment et la compte comme complication.

La science abonde, du reste, en cas d'hystérie chez l'homme.

Hoffmann en cite un exemple remarquable chez un jeune homme âgé de seize ans (*de Malo hysterico*, p. 59).

Gardien, dans son *Traité des maladies des femmes,* dit avoir observé l'hystérie chez un paysan, avec sensation de la boule hystérique.

Duffau-Pérès parle de plusieurs faits du même genre (Thèses de Paris, 1827).

M. Piorry, dans son traité de médecine, donne l'observation d'un jeune peintre qui offre tous les caractères de l'hystérie.

M. Desterne présente un cas détaillé d'hystérie chez un jeune homme de vingt-cinq ans, tombé déjà dans un état chlorotique (Thèses de Paris, 1850).

Il est donc incontestable aujourd'hui, d'après les observations connues, que chez des hommes nerveux, prédisposés, si la chlorose se déclare, on pourra voir se développer les divers symptômes de l'hystérie : apyrexie, névralgie crânienne, surtout occipitale; clou hystérique; névralgie intercostale ou douleurs le long des gouttières vertébrales; fourmillements ou anesthésie des membres, surtout du côté gauche; sensation de boule, remontant des organes génitaux (cordon spermatique et région des vésicules séminales en particulier) à l'estomac, ou de l'estomac à la gorge, ou enfin sensation d'une simple constriction à la gorge; accès hystérique syncopal; pleurs ou rires exagérés et sans motif; tristesse; tendance à se croire malade ou à exagérer ses souffrances, et, notamment, malaise profond, insupportable, avec amour de la solitude, et penchant au suicide. Tous ces symptômes ont été observés chez l'homme.

E. Pronostic.

Si la chlorose est simple, sans complication, si elle est récente et peu avancée, si les symptômes n'ont pas acquis un grand développement, le pronostic n'est pas grave; souvent même elle est alors compatible avec un certain degré de santé. Que de sujets en sont affectés depuis longues années qui ne s'en livrent pas moins, tant bien que mal, à leurs occupations habituelles.

Mais quand la maladie, déjà ancienne, a porté dans l'organisation une atteinte profonde, lorsque des troubles graves se sont manifestés et durent depuis longtemps, le pronostic n'est pas si favorable; alors elle ne cède pas facilement au traitement.

Enfin le pronostic sera fâcheux si la chlorose fait des progrès sans que sa marche soit arrêtée par une médication quelconque ou par les forces de la nature.

F. Diagnostic.

La chlorose peut être confondue avec une maladie du cœur, la gastrite chronique, les congestions cérébrales, la pléthore sanguine, l'ictère, etc. Ce serait répéter à ce sujet ce que l'on peut dire de la chlorose chez la femme; nous n'en parlerons pas, et nous renverrons nos lecteurs à tous les ouvrages de pathologie, en leur recommandant de porter une extrême attention à ce diagnostic.

Les auteurs font habituellement le diagnostic de l'anémie et de la chlorose; mais pour nous ces deux états ne sont qu'une seule et même maladie, comme nous l'avons fait voir plus haut.

G. Étiologie.

L'étiologie de la chlorose est complexe et souvent obscure. En général, on peut dire que toute cause physique ou morale, physiologique ou pathologique, agissant soit directement, soit indirectement sur le sang, de manière à diminuer la proportion de son élément globulaire, est capable de produire la chlorose.

Parmi ces causes, les unes, rompant peu à peu l'équilibre fonctionnel qui constitue la santé, préparent insensiblement l'économie à être envahie par la chlorose; telles sont les *causes prédisposantes*; les autres, en s'ajoutant aux premières, provoquent l'apparition et le développement de la maladie, ce sont les causes déterminantes ou occasionnelles.

Dans les seize observations que nous avons rassemblées, nous trouvons :

1° *Causes prédisposantes*.—*a*. *L'âge*. De dix-huit à trente ans, 12 cas de chlorose; de trente à cinquante-cinq, 4 cas seulement; *b*. la *constitution*; ordinairement elle est faible et quelquefois elle est forte; *c*. le *tempérament*, le plus souvent, il est lymphatique ou nerveux; *d*. *le genre de vie*, nous notons dans un cas la vie sédentaire; *e* le phimosis (observ. 14).

2° *Causes déterminantes ou occasionnelles*. — Nous trouvons : *a*. trois fois le travail dans un lieu peu aéré, ou privé de la lumière directe ou diffuse, par exemple, dans une cave humide, un atelier trop petit et trop chauffé, ou dans les mines; *b*. une fois une alimentation insuffisante et de mauvaise qualité; *c*. deux fois les émotions morales tristes; *d*. quatre fois les excès de coït, la masturbation; *e*. dans un grand nombre de cas, six fois, la cause est restée inconnue.

Il existe une cause occasionnelle importante, qui souvent agit en l'absence de toute prédisposition, c'est l'hémorrhagie. N'en ayant pas d'exemple dans nos observations, nous empruntons au professeur Sanson les lignes suivantes : « Après une hémorrhagie considérable, chez les sujets où la vie se conserve, celle-ci est, pendant longtemps et quelquefois pendant plusieurs années, faible et languissante. La pâleur de la peau et des parties visibles des membranes muqueuses est extrême; la face prend quelquefois l'aspect de la cire jaunie par le temps et souvent elle est le siége d'une bouffissure légère; le pouls est petit, faible, ordinairement précipité, très-lent. Chez quelques individus, il y a des palpitations, de l'essoufflement, des tintements d'oreille, du bruit de souffle à la région du cœur et sur le trajet des grosses artères; les digestions sont souvent languissantes pendant longtemps, et le malade, privé de forces, d'appétit et quelquefois de sommeil, se trouve atteint d'une véritable affection chlorotique. » (*Effets généraux des hémorrh. traumat.*, thèse de concours, 1836.)

Nous ajouterons encore les documents suivants, relatifs aux causes prédisposantes, et pris en dehors de nos observations.

Sauvages, Gardien, Marshall-Hall, M. Roche, etc., ont rencontré la chlorose chez des enfants mâles en bas âge et jusqu'à la puberté.

Selon M. Andral, l'anémie spontanée, qu'il ne distingue pas de la chlorose, s'est présentée à lui chez des hommes encore jeunes et chez d'autres qui étaient déjà âgés de quarante à soixante ans (*Hématologie*, p. 50).

D'après MM. Bouillaud et Cantrel, et nos chiffres sont d'accord avec les leurs, c'est dans cet espace de la vie compris entre quinze et trente ans environ, que l'on trouve le plus grand nombre d'affections chlorotiques; dans un âge plus avancé, elles paraissent être assez rares; elles le sont proportionnellement moins dans la première période de la vie. Il est probable, selon M. Bouillaud, que si l'on recevait dans les hôpitaux des enfants au-dessous de quinze ans, on aurait l'occasion d'observer assez souvent la chlorose, surtout chez ceux que l'on emploie dans les ateliers, que l'on surcharge de travail et auxquels on donne une nourriture insuffisante.

M. Cantrel, sur 160 cas de chlorose qu'il a recueillis, a trouvé 142 femmes et 18 hommes seulement. Cette plus grande fréquence de la chlorose dans le sexe féminin tient à la constitution plus faible de la femme, à son tempérament d'ordinaire lymphatico-nerveux, aux troubles beaucoup plus grands à l'époque de la puberté, à la menstruation qui l'expose aux maladies, à ses habitudes sédentaires, à la privation plus habituelle des plaisirs de l'amour jusqu'au mariage, à la grossesse, à l'âge critique, et surtout aux passions, qui exercent sur elles une influence plus tyrannique.

En résumé, on trouve que, dans les deux sexes, la chlorose se montre à tous les âges, dans les limites extrêmes de cinq à soixante ans, qu'elle est rare après quarante ans, que sa grande fréquence est entre quinze et trente ans, surtout entre quinze et vingt ans, et qu'enfin sa fréquence relative entre les deux sexes est approximativement de 8 pour les femmes et de 1 pour les hommes.

H. Traitement.

Le traitement de la chlorose étant le même pour l'homme et pour la femme, nous aurions pu nous dispenser de le donner ici; mais comme nous l'avons trouvé en général incomplet, nous avons cru, à cause de son importance, devoir l'exposer avec quelques détails.

L'indication fondamentale est de rendre au sang ses qualités physiologiques. Pour arriver à ce but, il faut avoir recours à un traitement hygiénique et à un traitement pharmaceutique.

A. *Traitement hygiénique.*

a. *Circumfusa.* Il faut commencer par soustraire le malade à l'influence des causes, quand on les connaît, *sublata causa, tollitur effectus.* Habitation à la campagne dans un lieu sec, exposé à la lumière solaire, et où l'air soit pur et tempéré; éviter avec soin le passage brusque du chaud au froid.

b. *Applicata.* Des vêtements larges qui couvrent bien la poitrine, chauds en hiver et légers en été; les pieds tenus chaudement. Le massage, les frictions sèches sur tout le corps, les bains sulfureux, les bains froids de rivière ou de mer, en y joignant l'exercice de la natation, tous ces moyens seront utiles pour rétablir les fonctions de la peau, et concourront puissamment à relever les forces et à donner du ton à l'économie.

c. *Ingesta.* Défendre les substances que le goût bizarre des chlorotiques les porte à rechercher : les farineux, le laitage, la salade, les fruits verts, les substances acides, etc. La nourriture devra être fortifiante, et sera choisie surtout dans les viandes noires rôties, auxquelles on ajoutera en petite quantité des légumes herbacés d'une facile digestion. On préférera les fruits doux, sucrés et bien mûrs. On donnera pour boisson des vins rouges spiritueux et toniques en même temps, comme le vin de Bordeaux, et on les coupera de moitié eau.

Nous ferons remarquer que le vin de Bordeaux est plus alcoolique que celui de Bourgogne, par exemple; son degré alcoolimétrique se déguise sous sa grande astringence, et il est bon de relever ici une erreur très-répandue qui consiste à faire regarder les vins de Bordeaux, en général, comme peu spiritueux.

On évitera les boissons aqueuses abondantes pour lesquelles les malades ont ordinairement beaucoup de goût : elles nuisent à la digestion. C'est pour cela que nous ne conseillons pas l'usage des eaux ferrugineuses.

d. *Excreta.* On surveillera les sécrétions et les excrétions, surtout la constipation, dont il sera reparlé dans le traitement pharmaceutique.

e. *Percepta.* Éloigner les émotions pénibles, relever le moral du malade; indiquer les distractions, les voyages.

f. *Gesta.* Éviter les veilles prolongées et le trop long séjour au lit, particulièrement pour les sujets adonnés à des habitudes vicieuses ou affectés de pertes séminales involontaires; un exercice corporel modéré, sans fatigue, graduellement plus énergique, et toujours en rapport avec l'état des forces. Si la faiblesse musculaire est trop grande, on aura recours aux exercices passifs ou mixtes, tels que les promenades en voiture ou à cheval, mais, dès qu'on le pourra, à la promenade à pied. Conseiller les jeux qui demandent du mouvement, et qui s'exécutent en plein air, tels que la gymnastique, la chasse, la danse, et cela quelle que soit l'aversion que le mouvement inspire aux malades. Nous ne saurions trop recommander d'insister là-dessus.

Le Dr Pravaz (de Lyon) a préconisé dans la chlorose les bains d'air comprimé appliqués sur la cage thoracique. Ils seraient un bon moyen hygiénique, si leur mode d'emploi n'était si incommode.

B. Traitement pharmaceutique.

On aura recours aux préparations ferrugineuses, qui sont en quelque sorte le spécifique de la chlorose.

Comment le fer, introduit dans les organes digestifs par les préparations pharmaceutiques et les aliments, se comporte-t-il pour devenir partie intégrante des globules? Les anciens expliquaient son action en disant que, par sa pesanteur, il chassait devant lui les humeurs obstruantes, grasses et visqueuses, dont ils supposaient le sang chargé (*Mercati opera;* Francfort, 1620). MM. Trousseau et Pidoux, et M. Bouchardat, prétendent que le fer pharmaceutique n'est pas assimilé, et qu'il n'agit que comme astringent tonique, en replaçant l'économie dans des conditions propres à assimiler le fer déjà combiné dans les substances alimentaires; M. Mialhe soutient, au contraire, que le fer est directement assimilé. Quoi qu'il en soit de cette question obscure d'assimilation, que le fer agisse chimiquement ou dynamiquement, une longue expérience prouve que son administration modifie la composition du sang, en augmentant son élément globulaire.

Il faut distinguer tout de suite deux grandes classes de préparations ferrugineuses : les unes, quand on les administre, se retrouvent en nature dans les urines, et ne subissent par conséquent aucune espèce de décomposition dans l'économie; le sulfate de fer, le cyanure jaune de potassium et de fer, par exemple, ne cèdent rien au sang qui les tient en dissolution, et, s'ils exercent une action générale, c'est une action de contact qui n'a rien de commun avec l'action spécifique des ferrugineux proprement dits.

Les préparations ferrées de la seconde classe, au contraire, ne se retrouvent pas dans les urines. De deux choses l'une, ou bien elles ne sont pas absorbées, et dès lors elles passent dans les excréments, ou bien, une fois absorbées, le fer qu'elles contiennent ne s'élimine plus du sang, si ce n'est par la destruction physiologique des globules. Comme nous l'avons dit, il importe peu de savoir comment se fait l'assimilation du fer, ou même de préjuger l'état de cet élément dans la matière albuminoïde ferrée; mais ce qu'il faut faire ressortir avec soin, c'est qu'il ne reste dans le sang que le fer des préparations à acides organiques, lactates, citrates, tartrates, etc. : ces acides se trouvent brûlés dans le sang, et le fer reste en combinaison. Nous comprenons dans cette même classe le fer réduit par l'hydrogène, la limaille de fer, le carbonate de fer des pilules de Vallet, le safran de mars apéritif, toutes préparations qui se transforment dans l'estomac en lactate, au moyen du suc gastrique.

Conséquemment, parmi les nombreuses préparations de fer, nous choisirons les suivantes :

1° Le fer réduit par l'hydrogène, comme plus pur et plus divisé que la limaille : on le prendra en poudre.

2° Le safran de mars apéritif, ou hydrate de peroxyde de fer (improprement appelé sous-carbonate de fer), préparé par la voie humide, parce qu'alors il est pur et très-divisé : on le donnera en poudre, en pilules ou en chocolat.

3° Le carbonate de protoxyde de fer sous forme pilulaire, d'après la formule du Dr Vallet; c'est le même médicament que les pilules de Blaud, mais perfectionné et conservable, tandis que les pilules de Blaud s'altèrent rapidement.

4° Le lactate de fer, dont l'acide est le même que celui que sécrète l'estomac : on le mettra sous forme pilulaire, ou bien on l'administrera en poudre.

Il peut y avoir un avantage marqué à employer, dans quelques circonstances, le lactate de fer, préférablement aux autres préparations ferrugineuses; c'est dans les cas où l'estomac, fonctionnant faiblement, ne produit que très-peu d'acide lactique. Ce médicament est alors absorbé directement, sans que l'estomac prenne aucune part à cet acte.

5° Le tartrate de potasse et de fer de MM. Soubeiran et Capitaine, à cause de son peu de sapidité et de sa stabilité : on en fera un sirop.

6° L'iodure de fer, étendu dans du sirop de gomme d'après la formule du Dr Dupasquier, de Lyon : sous cette forme, le sel se conserve parfaitement bien. Il faut éviter de donner l'iodure de fer en pilules, à cause de sa causticité sous un petit volume. L'action de ce sel est spéciale; il rencontre de la soude dans l'économie, et forme de l'iodure de sodium qui passe dans les urines, après avoir produit une action altérante générale, pendant que le fer réduit à l'état d'oxyde ou de carbonate reste dans le sang.

Dans ces derniers temps, quelques praticiens, et surtout M. Pétrequin, ont conseillé le manganèse dans le traitement de la chlorose, et, sous l'influence de cette préparation, disent-ils, le sang s'est, comme avec le fer, rapidement reconstitué. Nous avons dit, en parlant de l'anatomie pathologique, ce que nous pensions du rôle qu'on a voulu faire jouer au manganèse. Quant à l'efficacité de ce métal, on n'a rien produit de concluant, attendu qu'on l'administre à l'état de manganate de fer, et que le fer seul fait probablement tous les frais de la guérison.

M. Trousseau conseille, au début, les préparations insolubles de fer, parce que, n'ayant d'activité qu'à la faveur des acides de l'estomac, leur action est plus lente, plus graduée et moins susceptible d'apporter du trouble, jusqu'à ce que l'économie y soit habituée.

On commencera par de petites doses de 0 gr., 05 à 0,10 par jour, qu'on augmentera successivement pour arriver à 0,40. Il est inutile de dépasser cette quantité, car le fer absorbé ne varie pas proportionnellement à celle ingérée ; d'ailleurs, outre une trop forte action astringente sur le tube digestif, on a vu des concrétions lithoïdes se former dans différents points de l'intestin, par suite de l'administration du fer en trop grande quantité.

Lorsqu'on sera parvenu à la dose de 0 gr.,40, il ne faudra pas la diminuer jusqu'à ce qu'on ait vu apparaître et se soutenir l'amélioration, qui s'annonce quelquefois après peu de jours de traitement ; et, lorsque la maladie est dissipée, il importe, tout en interrompant le traitement par des intervalles de plus en plus éloignés, de continuer longtemps encore l'usage du fer, afin d'éviter les récidives.

Certains praticiens disent avoir retiré de l'avantage de l'administration du fer par doses fractionnées.

On prendra le fer lors des repas, plutôt que lorsque l'estomac est vide ou que la digestion est commencée.

Dans un certain nombre de cas de chlorose rebelle, lorsqu'on voit, au bout d'un certain temps, une préparation de fer rester sans succès, il ne faut pas persister dans son emploi, mais bien varier alors les préparations. Souvent il faut en essayer deux, trois, quatre différentes, et l'on est tout étonné d'en trouver une qui réussit, tandis que les autres avaient échoué. Du reste, le grand art du thérapeutiste est de varier le mode d'administration du fer, et de le subordonner au degré de tolérance de l'estomac.

Quand les composés chimiques de fer n'agissent pas, on pourra essayer le sang des animaux, qui avait été prôné par les médecins de l'antiquité. On sait de quelle vogue a joui parmi eux le sang de bouquetin, soit liquide, soit desséché au soleil et réduit en poudre (art. *Sang; Dict. de méd.* de l'*Encyclop. méth.*). Les anciens Romains allaient même assez loin : on lit dans Celse qu'ils regardaient le sang humain comme un remède efficace contre l'épilepsie : « Quidam jugulati gladiatoris calido sanguine epoto, tali morbo se liberarunt » (lib. 3, c. 2, sect. 10). Cette médication s'est perpétuée jusqu'au-

12

jourd'hui dans le peuple, dont un des spécifiques secrets de cette maladie est de boire le sang chaud provenant d'une saignée.

De nos jours, M. le Dr Mauthner, directeur de la clinique des enfants de Vienne, emploie le sang contre la chlorose des enfants, de la manière suivante : Du sang frais de bœuf est passé par un tamis de crin et évaporé au bain-marie, jusqu'à dessiccation complète ; on le donne à la dose de 0,50 à 1 gr. par jour, en substance ou dissous dans l'eau (*Gaz méd.*, 1851).

M. Marchal (de Calvi) a employé avec avantage, contre la chlorose, la même préparation, concuremment avec les pilules de proto-iodure de fer (obs. 15).

Quant aux désordres concomitants, on ne doit s'en préoccuper qu'à un moindre degré, parce qu'en définitive, ils ne constituent que les traits mobiles de la maladie, et non la maladie elle-même. Cependant, lorsque quelqu'un de ces symptômes prédomine et vient à inquiéter par son intensité, on doit le combattre, et c'est dans ce but qu'on associe le fer à l'opium, la belladone, la valériane, la digitale ou le musc, dans la gastralgie, les palpitations violentes et les autres affections nerveuses ; au bismuth dans la diarrhée, à la rhubarbe ou à l'aloès dans la constipation, aux préparations aqueuses ou toniques de quinquina rouge dans le cas de faiblesse marquée, à l'iode lorsque le sujet chlorotique est en même temps scrofuleux ou qu'il présente des engorgements glanduleux, etc. etc.

Mais il faut songer sérieusement que le traitement de la chlorose par les préparations ferrugineuses doit, beaucoup plus qu'on ne le fait généralement, être aidé de l'observation attentive de toutes les règles hygiéniques, et que c'est ainsi qu'on hâtera la guérison et qu'on parviendra sûrement à éviter les rechutes de cette affection. Lorsque la chlorose est récente et légère, le traitement hygiénique seul suffit ; si la maladie est plus grave, il concourt à la guérison autant que le traitement pharmaceutique.

Quand les apparences de la chlorose existent, il faut se défier d'un malade qui supporte mal le fer ; le plus souvent c'est l'indice d'une diathèse fâcheuse.

On ne doit pas saigner les sujets chlorotiques, surtout pour combattre des accidents propres à la chlorose elle-même; car, après un soulagement momentané, on les augmenterait, ainsi que la faiblesse générale. Si l'indication de la saignée était donnée par une complication phlegmasique grave, on la pratiquerait avec circonspection et en rapport avec les forces du sujet.

Enfin, avec Sylvius de Le Boë, nous recommanderons de se hâter de traiter cette maladie tandis qu'elle est encore en herbe; car plus tard, lorsqu'elle sera devenue un arbre et qu'elle aura poussé de profondes racines, il faudra un travail d'Hercule pour l'extirper (*Opera medica*, p. 280; 1679).

Traitement de la chlorose symptomatique. — Pour compléter les indications générales du traitement de la chlorose, nous dirons un mot du traitement de la chlorose symptomatique.

Dans la chlorose symptomatique, il est évident que la maladie principale devra être prise en première considération ; dans ce cas même la chlorose acquiert une grande importance, elle lui imprime un cachet tout particulier, et il faut que le praticien en tienne compte, quand il établit le traitement. L'expérience prouve, en effet, que les affections organiques sont entretenues et exagérées par l'état chlorotique survenu ; le traitement à leur opposer n'est souvent efficace qu'autant qu'on aura préalablement modifié la composition du sang et donné par là à l'organisme les forces nécessaires pour réagir contre la cause morbifique.

Ainsi, dans la chlorose paludéenne, on associera les ferrugineux au quinquina. Stoll et Sydenham avaient déjà éprouvé l'utilité de l'association de ces deux médicaments, et c'est la pratique de M. Bretonneau, aujourd'hui généralement adoptée, pour prévenir le retour des fièvres d'accès et pour obtenir la résolution prompte des engorgements de la rate, que laissent après elles ces maladies longtemps prolongées. M. Bretonneau donne dans ce cas les martiaux plusieurs mois de suite, et tous les huit jours 8 gr. de quinquina ou 0,50 de sulfate de quinine.

Toutefois on comprend qu'ici le traitement présentera des chances diverses. Si la maladie principale n'est pas curable, l'emploi des ferrugineux sera du moins un palliatif qui prolongera la vie du patient. Dans la chlorose cancéreuse, par exemple, on obtiendra par ce moyen non pas une guérison, mais une modification avantageuse dans l'état général, modification pouvant quelquefois faire naître des espérances de guérison, qui malheureusement ne se réaliseront pas, parce que la cause toujours présente sera plus forte pour détruire que le remède pour reconstituer.

D'après MM. Trousseau et Pidoux, il y a des cas où l'administration du fer serait nuisible : ainsi, dans la chlorose symptomatique de la phthisie débutante, on se gardera, disent-ils, de donner ce médicament, qui, par l'excitation qu'il produit sur toute l'économie, hâterait le développement des tubercules et par conséquent la terminaison fatale de la maladie. Nous ne partageons pas cette opinion, et nous croyons que la phthisie ne contre-indique pas l'emploi du fer, qui aggrave moins la phthisie que ne le fait la chlorose survenue.

Enfin on suspendra le fer toutes les fois qu'il y aura apparition d'un mouvement fébrile.

Telles sont les données générales d'après lesquelles on doit se régler dans le traitement de la chlorose.

RÉSUMÉ.

Si l'on compare la chlorose chez l'homme à la chlorose chez la femme, on voit que ce sont les mêmes causes, les mêmes symptômes, la même lésion anatomique et le même traitement. Les seules différences se trouvent dans la symptomatologie de l'appareil génital.

Quelle est la valeur de ces différences?

Dans les deux sexes, cet appareil, sous l'influence de la chlorose, peut être troublé, toutefois plus facilement chez la femme. Chez l'homme, il pourra y avoir diverses hémorrhagies, prostatorrhée, spermatorrhée et anaphrodisie plus apparente, à cause de la confor mation et du mécanisme fonctionnel du membre viril; chez la femme, ce sera la leucorrhée, l'aménorrhée, la dysménorrhée, les mêmes hémorrhagies que chez l'homme, et de plus, la ménorrhagie, enfin la stérilité et l'anaphrodisie, celle-ci moins en évidence. Il y aura aussi plus de fréquence et d'intensité de la maladie, et particulièrement des accidents nerveux, à cause de la différence des tempéraments et des constitutions. Le tempérament de la femme, en général lymphatique ou lymphatico-nerveux, sa constitution plus faible la prédisposent davantage à la chlorose; le genre de ses occupations, sa vie sédendaire, la facilité avec laquelle son appareil génital se trouble, contribuent à augmenter cette prédisposition. En un mot, chez la femme, la phrase symptomatique sera d'ordinaire plus complète, pour nous servir de l'expression de Récamier.

Il ne faut pas oublier que les troubles de la menstruation, considérés pendant longtemps comme le point de départ et comme la cause de la chlorose chez la femme, ne sont ici qu'un épiphénomène.

Si donc, comme le pensent quelques médecins, la chlorose avait son point de départ dans l'utérus, évidemment elle ne se rencontrerait que chez la femme; mais la chlorose étant une affection générale, on comprend que dans les deux sexes toutes les fonctions soient plus ou moin troublées sous son influence. Nous avons déjà prouvé l'identité de la chlorose et de l'anémie; or, c'est principalement de la distinction qu'on avait essayé d'établir entre elles et de quelques différences secondaires dans les symptômes donnés par l'appareil génital, qu'est venue l'obscurité qui a si longtemps régné sur l'existence de la chlorose chez l'homme.

VIII. CONCLUSIONS.

1° La chlorose s'observe dans les deux sexes.

2° La diminution à divers degrés de l'élément globulaire du sang est le caractère fondamental de la chlorose.

3° L'anémie consécutive à une hémorrhagie, et qui dure jusqu'à ce que le sang soit hydrémié, doit être soigneusement séparée de l'état chlorotique proprement dit, dont elle diffère par la durée, les symptômes, le traitement et la lésion anatomique du sang.

4° On ne peut établir de différence essentielle entre la chlorose et ce que, par une extension forcée, on avait désigné sous le nom d'anémie ; car ces deux états présentent la même étiologie, les mêmes symptômes, la même lésion anatomique, et exigent le même traitement.

5° Les variétés capitales à établir dans la chlorose sont celles qui ont pour base la diminution plus ou moins grande des globules sanguins d'une part, et de l'autre le plus ou moins de réplétion du système circulatoire.

6° A cause de quelques nuances secondaires relatives à la prédominance de certains symptômes, aux causes, au sexe, à l'âge, à la constitution, au tempérament, on peut encore établir dans cette maladie quelques autres variétés de moindre valeur.

7° Toutes ces formes, dont la lésion anatomique constante est la diminution de l'élément globulaire du sang, doivent être réunies sous une dénomination commune, celle de *chlorose* par exemple, réunion parfaitement nosologique, et surtout importante au point de vue pratique.

8° Le traitement fondamental de la chlorose consiste dans l'emploi des ferrugineux.

IX. OBSERVATIONS.

Ire OBSERVATION (inédite).

Chlorose chez l'homme.

(Observation recueillie à Calais, en 1816, par M. le Dr Cazin (de Boulogne-sur-Mer).

Cardon, ferblantier, âgé de vingt-trois ans, né de parents parmi lesquels, du côté maternel, plusieurs sont morts hydropiques vers l'âge de soixante ans, d'une constitution chétive, d'un tempérament lymphatique, cheveux roux, presque imberbe, n'ayant jamais été atteint de maladies sérieuses, marié depuis deux ans et s'étant livré, pendant les premiers mois surtout, à l'abus du coït; sujet, dans tous les temps, à des dérangements dans les fonctions digestives, manifestés par des douleurs d'estomac, des flatuosités, des diarrhées, et qu'il attribuait au mauvais choix et parfois à la quantité trop grande de ses aliments.

Peu apte aux exercices du corps, et fuyant la société, Cardon a toujours mené une vie sédentaire. Sa seule distraction consistait dans la lecture des romans, et la promenade le dimanche quand la saison et le temps le permettaient. Il travaillait depuis deux ans dans une cave humide, peu éclairée et exposée à l'ouest.

Malade depuis deux à trois mois, sans qu'il puisse préciser une invasion autrement que par la perte graduelle de sa santé, Cardon s'apercevait que ses forces diminuaient, que la respiration lui manquait quand il voulait marcher un peu plus vite que de coutume. Bientôt, et successivement, un appétit irrégulier, des digestions plus pénibles, la constipation, la pâleur de la peau, des battements de cœur, avaient suivi ces premiers symptômes.

Appelé le 20 mars 1816, je trouve le malade dans l'état suivant : Le visage est pâle-jaunâtre, bouffi, et comme transparent; les lèvres sont décolorées; la peau, très-fine, est sèche et lisse; les paupières sont tuméfiées et comme infiltrées, surtout le matin; le tour des malléoles est gonflé vers le soir. Le pouls, encore assez développé, est faible, mou, battant 72 à 75 par minute. Il y a des palpitations continues, que le moindre exercice ou les impressions morales augmentent; les battements du cœur sont brusques, perçus dans une grande étendue, et le malade en ressent l'impulsion jusque dans la tête. La marche, surtout en montant un escalier, produit de l'essoufflement et une toux sèche et quinteuse très-fatigante; des douleurs vagues, et souvent des points douloureux très-vifs, mais fugaces, se font sentir dans les parois de la poitrine et les hypochondres. La chaleur du corps est naturelle; mais le malade est très-sensible à l'action du froid. La langue est pâle et épaisse; l'appétit irrégulier, capricieux, dépravé à tel point que le malade se nourrit de préférence de pâtisseries lourdes, de fromage de Flandre, de poisson de mer cru, haché menu avec du persil, des oignons, des concombres confits au vinaigre, du lard, etc. Il dit ne pouvoir plus digérer le pain. Les digestions, toujours pénibles, sont accompagnées de rapports acides, d'éructations, de flatuosités, de gonflement à l'épigastre, de pesanteur de tête, et de somnolence. Ces derniers symptômes ont lieu principalement lorsque le malade a ingéré avec avidité une grande quantité d'aliments; il survient quelquefois alors des vomissements et des coliques caractérisant une véritable indigestion. La constipation est permanente, et souvent opiniâtre; le malade lui attribue toutes ses souffrances, et la combat au moyen d'une décoction de follicules de séné et de pruneaux avec addition d'un peu de semence d'anis. Les urines sont tantôt abondantes, limpides comme l'eau distillée, tantôt épaisses, sédimenteuses. Une céphalalgie obtuse accable le malade et lui donne un air hébété; il a souvent la migraine, des étourdissements, des bourdonnements d'oreille, un obscurcissement parfois prononcé de la vue. Le sommeil est troublé par des rêves, par le cauchemar, et ne soulage pas le malade, qui est triste et abattu au réveil comme durant toute la journée. Il se désole et répète souvent, en versant des pleurs, que l'existence est pour lui un fardeau, qu'il ne tient à la vie que pour sa femme et son enfant, etc. etc.

La percussion et la palpation ne révèlent aucun engorgement dans les poumons, ni dans les viscères abdominaux. Le cœur se contracte avec force, comme dans l'anévrysme actif, mais il ne paraît pas augmenté de volume.

Le malade n'a employé jusqu'alors, pour tout traitement, qu'un peu de vin d'absinthe, pris de temps en temps avant le repas, l'infusion de camomille romaine, quand les vents le tourmentent, et, comme laxatif, la décoction de follicules de séné et de pruneaux. Convaincu de l'existence d'une *chlorose essentielle*, bien que cette affection ne se soit pas offerte jusqu'alors à mon observation, chez l'homme, je prescris un régime tonique et analeptique, la laine sur la peau, l'interdiction formelle des aliments de mauvaise nature, des frictions sur tout le corps avec une flanelle imprégnée de vapeur de baies de genévrier concassées et jetées sur des charbons ardents dans une bassinoire que l'on passe ensuite, à diverses reprises, dans le lit du malade, avant le coucher, la sortie en plein air quand le temps le permet, soit à pied, soit en voiture découverte, l'eau ferrée mêlée à un peu de vin de Bordeaux, pour boisson, et les pilules suivantes :

℞ Oxyde noir de fer. . . . . ʒ iij.
Poudre de canelle. . . . . ℈ xxx.
Extrait de gentiane. . . . . q. s.

M. f. 60 pilules. Le malade en prend trois par jour, une avant chaque repas; au bout de cinq jours, la dose est portée à quatre pilules, et ainsi de suite jusqu'au nombre six, dans les vingt-quatre heures, en continuant à ce dernier nombre sans interruption.

Le 30 mars, le malade se sent déjà mieux sous le rapport des forces; l'appétit est moins dépravé, le pain est mieux supporté par l'estomac, les digestions sont un peu plus faciles, le sommeil plus calme, la vue moins obscurcie, la céphalalgie diminuée, le pouls un peu plus résistant, les lèvres un peu moins pâles. Cependant les palpitations et la difficulté de respirer persistent au même degré, ainsi que la constipation. Cette dernière étant un sujet de tourment pour le malade, je prescrivis les pilules suivantes:

℞ Aloès pulv. . . . . ʒ j.
Extrait de jusquiame noire . . . . ℈ xviij.
Extrait de genièvre. . . . . q. s.

M. Divisez en 18 pilules, dont le malade prend une chaque soir. Elle provoque une selle le lendemain, sans colique. Le malade s'en réjouit, et croit que la continuation de ce remède suffirait seule pour le guérir.

Le 9 avril, le mieux est très-sensible. Le malade est moins triste, moins abattu, beaucoup moins pâle; les lèvres et la langue ont presque leur teinte normale. L'exercice est mieux supporté, les palpitations et l'essoufflement considérablement diminués, la toux beaucoup plus rare et moins violente; la dépravation de l'appétit est entièrement dissipée, les digestions plus faciles; la constipation, cependant, persiste et ne peut être combattue qu'à l'aide de deux des pilules aloétiques prises chaque soir.

Le cœur du malade s'ouvrait à l'espérance (ce sont ses expressions) lorsque, le 10 avril, après une promenade sur la jetée, par un temps froid, et étant peu vêtu, le malade est pris, le soir, d'une douleur violente au côté gauche de la poitrine, augmentant beaucoup dans l'inspiration et par les efforts de la toux, sans fièvre, mais avec anxiété extrême. Je considère cette affection accidentelle comme une pleurodynie, et je prescris un large vésicatoire *loco dolenti.*

Mon honorable confrère M. Arnaud est appelé en consultation. Il approuve l'application immédiate du vésicatoire, et conseille pour le lendemain, si la douleur persiste, le pansement, après l'enlèvement de l'épiderme, avec le cérat laudanisé, et pour le soir même, la mixture suivante :

℞ Forte infusion de fleurs de sureau. . . . ℥ iv.
Poudre de Dower. . . . . gr x.
Sirop diacode. . . . . ℥ ß.

Le malade prend cette mixture en deux fois, à une heure d'intervalle. On discontinue l'usage des pilules ferrugineuses.

Le 11 au matin. Il y a du mieux, mais la nuit a été pénible. La douleur costale est diminuée, la peau est moite; il y a eu un peu de sommeil de temps en temps, de six à neuf heures. Le vésicatoire, qui a produit son effet avec une grande abondance de sérosité, est pansé avec le cérat laudanisé (cérat ℥ j, laudanum liq. ʒ j). M. Arnaud, après avoir attentivement examiné le malade et pris connaissance des circonstances commémoratives, reconnaît que Cardon est réellement atteint d'une *chlorose acquise*. Jusqu'alors, il avait douté de l'existence de cette maladie chez l'homme.

Le 15. La douleur pleurodynique s'est graduellement dissipée. Le malade, qui avait gardé le lit, se lève et reprend ses habitudes. Les pilules ferrugineuses sont de nouveau administrées depuis trois jours; l'eau ferrée, qui pèse sur l'estomac, est remplacée par l'infusion de sauge officinale.

Le 20. L'amélioration est telle, que le malade se croit presque guéri. La peau a repris sa coloration presque naturelle (le malade est naturellement pâle), les forces se rétablissent rapidement, les palpitations ne se font sentir que dans la marche ascendante ou trop précipitée, la toux a disparu, l'exercice même prolongé est bien supporté, le gonflement malléolaire, même après la fatigue, ne se montre plus; en un mot, le retour à la santé ne laisse plus le moindre doute. Le malade va passer quinze jours à la campagne; là, le sommeil est tout à fait calme et réparateur, l'état moral très-satisfaisant.

Le 8 mai. Le malade, qui est au quarante-huitième jour de traitement, paraît complétement rétabli; il assure même que, notamment depuis son séjour à la campagne, ses fonctions, et en particulier celles des organes digestifs, s'exécutent mieux qu'avant sa maladie. Cependant, afin de prévenir la récidive si fréquente en pareil cas, je conseille l'usage, pendant un mois, du vin martial suivant,

℞ Vin blanc de Bordeaux. . . . . ℔ ij.
Teinture de mars tartarisée. . . . . ℥ ij.
Teinture de cannelle. . . . . ʒ iij.

à prendre à la dose de ℥ iij par jour, en trois fois, une demi-heure à une heure avant chaque repas. Les pilules aloétiques sont reprises de temps en temps lorsqu'il y a constipation. Cardon a abandonné le métier de ferblantier pour se faire épicier. Il a continué de jouir d'une bonne santé; mais il a fait usage chaque automne, pendant trois ans, du vin chalybé, parce qu'à cette époque de l'année il se sentait moins fort, moins apte à l'exercice. Deux bouteilles de ce vin (℔ iv) lui suffisaient pour le remettre en bon état.

IIe OBSERVATION.

Anémie spontanée chez l'homme, guérie par le fer.

(M. Louis, médecin de l'Hôtel-Dieu; *Journal hebdomadaire de médecine*, 1830, t. 8, p. 448.)

Un corroyeur d'une taille peu élevée, d'une constitution assez forte, ayant des muscles énergiques, un teint habituellement bien coloré, âgé de vingt-sept ans, fut admis à l'hôpital de la Pitié le 29 mai. Il avait alors de fréquents maux de tête depuis trois mois, et se disait malade depuis deux jours pleins.

Le 27 mai, au milieu du jour, sans symptômes précurseurs, étant à son travail, sueur froide, chute du corps, perte de connaissance pendant deux heures et demie. Le soir, retour des mêmes accidents, d'un peu moins de durée seulement. Le lendemain 28, ils se reproduisirent encore plusieurs fois, mais sans perte complète de connaissance. La faiblesse était considérable et croissante dans l'intervalle des accès, et dans le même espace de temps le malade éprouvait des douleurs de tête assez vives et des palpitations, sans aucun autre symptôme. Le 29, en venant à l'hôpital, lipothymies nouvelles et obligation de prendre deux bras pour arriver à la Pitié.

Le 30, décoloration complète de la face et de toute l'habitude du corps, telle à peu près qu'on l'observe chez les individus qui ont fait des pertes de sang considérables, les femmes, par exemple, à la suite de couches, ou chez les jeunes filles chlorotiques: pâleur proportionnément aussi marquée des lèvres, des gencives, et de la langue; céphalalgie frontale, comparée à un sentiment de vacuité, ou semblable en quelque manière à des étourdissements, plus vive en quelque sorte quand le sujet essaye de se mettre à son séant que dans le repos; faiblesse extrême, de manière que le malade rapproche lentement et avec peine les doigts du carpe; battements de cœur forts et apparents, étendus, non sentis depuis une demi-heure par le malade; pouls régulier, à 106, sans largeur ni étroitesse; ni toux, ni dyspnée; percussion de la poitrine sonore dans toute son étendue, à la région précordiale comme ailleurs; chaleur douce; nulle autre douleur que celle qui a été indiquée, aucun symptôme du côté des voies digestives. —Viol. émuls. *bis*, pot. gom.; saignée le soir, s'il y a des symptômes de réaction.

Dans l'après-midi, vers trois heures, après s'être mis à son séant pour ranger ses vêtements, et avoir causé avec ses camarades, le malade éprouve une nouvelle lipothymie accompagnée de sueur et de perte presque complète de connaissance, lipothymie qui persiste une heure et demie environ, malgré l'emploi réitéré du vinaigre. Un peu plus tard, à six heures, la céphalalgie est augmentée, le pouls à 108, la chaleur un peu plus élevée que le matin. On fait une saignée de près de 10 à 12 onces, pendant laquelle la céphalalgie diminue; et peu après, le malade éprouve deux syncopes de dix minutes chaque, séparées par un intervalle peu considérable.

Le 31. Même décoloration que la veille, attitude naturelle; malaise quand le malade est à son séant, ou la tête trop basse, dans une attitude horizontale; faiblesse moindre, poignets plus forts que la veille; pouls à 104, plus petit que large; nulle chaleur, battements du cœur moins apparents. Le caillot est couvert d'une couenne blanchâtre de 2 lignes d'épaisseur, très-ferme, et il est entouré de beaucoup de sérosité; de manière qu'il ne forme que le $^{39}/_{440}$ du sang. Le malade se trouve beaucoup mieux que la veille d'ailleurs, et ne se plaint que de faiblesse. (Pot. gom. avec teint. éth. de digit. 15 gr.) Dans la journée, vers trois heures, lipothymie nouvelle, bientôt suivie d'une seconde, de dix minutes de durée comme la première; l'une et l'autre accompagnées de sueurs, sans frisson ou le moindre refroidissement préalable.

Le 1er juin. Même état que la veille, à part la céphalalgie qui était un peu moindre, et les battements du cœur, un peu plus étendus, plus profonds, donnant lieu à un bruit assez voisin de celui de soufflet.

Le 2. Toujours même pâleur, faiblesse un peu moindre, nulle menace de lipothymie, encore que le malade se fût levé le matin pour qu'on refît son lit; palpitations moindres. — Bouillon.

Jusqu'au 5 inclusivement, aucun changement appréciable; la pâleur, loin de diminuer, semblait augmenter. Il n'y eut pas de lipothymies, et ce symptôme ne reparut pas dans la suite. Ce même jour j'ordonnai une tisane amère et six tablettes martiales.

Depuis ce moment jusqu'au 2 juillet, jour où le malade quitta l'hôpital, voici ce qui eut lieu :

Le pouls, qui était à 90 le 3 mai, était calme le 9, et continue de l'être par la suite. La châleur ne fut élevée à aucune époque, et les palpitations ne se reproduisirent pas. La figure était un peu moins pâle le 7 que les jours précédents, les lèvres moins décolorées; le 9, elles étaient roses comme les pommettes. Le

20, le malade avait un teint vermeil, coloré, comme en santé, et cette coloration, remarquable par son degré, était la même quand il quitta l'hôpital, douze jours après. Les forces revinrent avec la même rapidité, étaient déjà en bon état le 20, et le sujet comptait travailler le lendemain de sa sortie. Alors il mangeait les trois quarts de portion et plus depuis dix jours, ou le 13 mai, sans jamais avoir éprouvé de malaise après le repas.

La dose des tablettes martiales, dont chacune contenait 1 grain de limaille de fer, fut augmentée successivement, de manière que le malade en prenait 30 par jour, le 20, dose qui ne fut pas dépassée, mais qui fut continuée les jours suivants. Ces tablettes ne causèrent un peu de malaise à l'estomac que les premiers jours de leur administration, et le malade prit ainsi 9 gros de fer.

Ainsi, à part de légères douleurs de tête auxquelles le malade était sujet depuis trois mois, il était parfaitement bien portant, n'avait perdu de sang par aucune voie, quand il fut pris tout à coup de lipothymies qui se reproduisirent encore pendant les cinq jours suivants. Au quatrième de leur apparition, ce malade était sans force, pâle comme le sont les femmes dans la chlorose ou après des pertes de sang abondantes; le pouls était fréquent, régulier, sans langueur, la température de la peau non élevée; il y avait des palpitations sans douleur aucune à la région précordiale, la percussion de la poitrine était claire dans toute son étendue, la respiration naturelle; et à part un peu de céphalalgie, les autres fonctions n'offraient rien de remarquable. Le malade fut saigné le lendemain de son arrivée à l'hôpital, cinquième jour de l'affection, et son sang contenait plus des trois quarts de son poids de sérum. La faiblesse est un peu moindre les quatre jours suivants, pendant lesquels la pâleur sembla plutôt augmenter que diminuer. Au neuvième jour de la maladie, on donna de la limaille de fer, dont les doses furent successivement augmentées; et après deux jours de l'administration de ce remède, on remarqua une grande amélioration qui ne se démentit pas d'un instant et marcha avec une extrême rapidité.

Évidemment la maladie n'avait pas son siége dans la tête, puisque, à part la céphalalgie, les fonctions des organes qui la composent n'offraient rien de remarquable.

Les premiers symptômes éprouvés, les lipothymies et les palpitations semblaient indiquer, au premier abord, que le cœur et ses annexes étaient les organes malades; mais, ces symptômes exceptés, aucun autre ne se rattachait à une lésion connue du cœur, du péricarde ou des gros vaisseaux; rien ne pouvait faire soupçonner une affection des organes respiratoires ou de ceux qui sont placés dans la cavité de l'abdomen; de manière qu'après l'examen le plus scrupuleux, les questions les plus nombreuses, je ne pus arriver à la connaissance de la maladie que j'avais sous les yeux. La décoloration si prompte, subite peut-être, des téguments, était une nouvelle inconnue qui ne pouvait que rendre la solution du problème plus difficile. Mais, si aucun organe n'était altéré, au moins d'une manière évidente, dans sa texture, le sang l'était profondément dans sa composition, puisque la sérosité formait plus des trois quarts de sa masse; et cette altération du sang doit être considérée, ce me semble, comme la source de tous les symptômes éprouvés, vu qu'il n'y eut, ainsi que je viens de le faire remarquer, aucune lésion appréciable d'un viscère quelconque depuis le début de la maladie jusqu'à sa terminaison.

L'affection était donc le résultat d'une maladie primitive des liquides.

Quant à sa cause, il est impossible de l'assigner, soit parce qu'elle est survenue tout à coup sans que le malade eût rien changé à ses habitudes, à sa manière de vivre, soit parce que ses camarades, qui étaient soumis aux mêmes influences, n'ont rien éprouvé de semblable.

La décoloration des téguments, la débilité, l'absence de lésion appréciable de quelque viscère, et l'état du sang, devaient nécessairement me rappeler la maladie des ouvriers des mines de charbon de terre de Valenciennes, décrite par Hallé, à laquelle il donne le nom d'*anémie*, qui fut traitée avec succès par la limaille de fer; et c'est pour cette raison que je prescrivis ce médicament. Son succès ne peut guère être révoqué en doute dans ce cas, où la pâleur avait été croissante jusqu'au moment où il fut administré; tandis qu'elle était déjà diminuée d'une manière sensible deux jours après les premières doses que le malade en prit, que le retour des forces et de l'appétit ne fut pas moins rapide.

La réaction qui était la condition de la saignée fut bien faible; une émission sanguine fut cependant pratiquée, et le lendemain le malade était moins faible et avait moins de céphalalgie qu'auparavant. D'ailleurs, si je me décidai à prescrire une saignée conditionnellement, malgré la pâleur extrême des téguments, c'est que ce symptôme n'avait pas sa source dans une perte réelle de sang, qu'il ne pouvait être que le résultat d'une altération dans sa composition.

IIIe OBSERVATION.

Affection du cœur exaspérée par le traitement antiphlogistique, et guérie par l'emploi du sous-carbonate de fer; par le Dr Pigeaux.

(*Archives générales de médecine*, 2e série, t. 6, p. 261 ; 1834.) (1)

Jusqu'à l'âge de vingt ans, Durieu n'avait jamais éprouvé de palpitations ni de gêne dans la respiration, lorsque, dans le courant de décembre 1829, il fut pris, sans cause connue, d'un violent point dans le côté gauche de la poitrine, aux environs de la région précordiale; il fut saigné, et bien que l'évacuation sanguine eût été fort ordinaire, il éprouva une lipothymie dont on eut assez de peine à le faire revenir. Les jours suivants, le trouble général s'accrut, la respiration s'embarrassa, il éprouva de la céphalalgie, avec des élancements ou des espèces de secousses convulsives dans le cerveau; la douleur du côté prit une nouvelle extension. Des sangsues sur le côté douloureux furent mises à plusieurs reprises, sans soulagement bien évident; alors seulement on s'aperçut qu'il avait d'assez fortes palpitations. Sans tenir compte des antécédents, de nouvelles saignées et d'autres sangsues furent mises en usage pour arrêter une affection qui semblait née sous leur influence, ou qui du moins n'avait pas été favorablement modifiée par suite de leur application. Aussi, dit le malade après vingt jours de ce traitement débilitant, accompagné d'une diète rigoureuse, il ne m'était plus possible de monter deux degrés d'un escalier, tant les battements de mon cœur étaient forts et précipités (120 au moins par minute). Les secousses douloureuses et convulsives perçues dans le cerveau à chaque soubresaut du cœur devinrent si fréquentes qu'on fut obligé de coucher Durieu dans une position tout à fait horizontale, pour faire cesser les éblouissements et les pertes de connaissance dont elles s'accompagnaient. Par suite de l'insuccès de ce genre de médication, on eut alors recours aux antispasmodiques ; la valériane, la digitale, les fleurs d'oranger et de tilleul, furent successivement employées avec un égal insuccès; alors, arguant de l'inefficacité des médications employées, on prononça le nom d'anévrysme, maladie regardée comme incurable, et l'on se borna à conseiller un régime des plus austères, dont la base fut l'eau pure, un peu de

(1) Bien que dans cette observation on ait paru admettre l'existence d'un anévrysme, il est évident qu'en analysant les symptômes, et en tenant compte du résultat du traitement, on ne doit voir là qu'une simple chlorose.

légumes herbacées et du lait; par extra, le poisson fut quelquefois toléré; la viande et le vin étaient proscrits. Craignant ensuite d'avoir trop accordé aux désirs du patient, on convint (ce qui fut fidèlement exécuté pendant plus de deux ans) de lui tirer 8 à 10 onces de sang tous les mois ou toutes les six semaines. «Après chaque saignée, sans exception, j'étais toujours plus malade, me dit le patient; mais, une quinzaine après, je me sentis renaître, j'éprouvais un mieux qui durait quinze ou vingt jours, puis mon pouls se relevait, ma respiration s'embarrassait, et la saignée, de nouveau pratiquée, faisait tomber mon pouls, diminuer la dyspnée; mais alors aussi les pulsations de mon cœur devenaient innombrables, en même temps que les secousses convulsives plus fréquentes, et le malaise général augmentait.» Enfin la position du malade devenant de plus en plus précaire, on lui proposa, comme dernière planche de salut, le traitement de Valsalva. Ce traitement fut accepté, le malade voulait à tout prix sortir de sa position. Il fut condamné pour trois mois au repos absolu du lit; on lui fit 32 saignées, dont les premières, qui furent les plus fortes et les plus rapprochées, allèrent jusqu'à 1 livre $1/2$ et 2 livres, et les moindres ne descendaient pas au-dessous de 10 onces ou d'une demi-livre. On crut devoir seconder ces évacuations sanguines par de fréquentes applications de sangsues, et le nombre s'en éleva au moins de 200 à 250. La nourriture quotidienne du malade consistait en quelques cerises, quelques fraises, une pêche par hasard, une once de sucre et un petit verre d'eau pure. Enfin le médecin chargé de l'exécution de ce traitement jugea convenable d'y ajouter l'application d'une douzaine de moxas sur la région précordiale; sous l'influence de ce traitement, l'amaigrissement devint extrême; les forces, progressivement décroissantes, furent bientôt anéanties. Vers la fin des trois mois, à peine le malade pouvait-il lever le bras étendu sur son lit; les déjections se supprimèrent, l'excrétion de l'urine devint très-rare; elles étaient complétement décolorées. Les battements du cœur s'affaiblirent, le pouls n'était plus qu'une espèce de frémissement insensible. Une application de glace sur la région du cœur, faite en cette occurrence, faillit les supprimer entièrement; mais l'anxiété dont fut saisi le malade au bout de quelques minutes en fit heureusement suspendre l'emploi. Les digestions commencèrent enfin à se détériorer, les fonctions de la peau se supprimèrent, la température sembla descendre au-dessous du type normal, alors semblable aux animaux à sang froid; la moindre élévation du thermomètre donnait au malade une agitation, une anxiété, difficiles à décrire. Le travail de la digestion le plongeait dans une torpeur profonde; l'affection du cœur paraissait cependant bien peu améliorée, elle semblait sommeiller plutôt qu'amendée; bientôt l'enflure des extrémités fit de tels progrès qu'on ne crut pas devoir porter plus loin l'expérimentation, on revint sur ses pas, et avec les forces on vit renaître les palpitations, les élancements, les soubresauts, et tout le formidable cortége de l'anévrysme.

Cependant le malade, justement effrayé de la position dont il sortait à peine, résolut de ne plus faire aucun traitement. Après trois ans de souffrance et de persévérance, il se mit à manger et à boire modérément, à prendre un exercice subordonné à la vigueur restreinte de ses jambes; somme toute, il n'en alla pas plus mal, ses palpitations redevinrent ce qu'elles avaient été avant le traitement de Valsalva, la gaieté revint avec la facilité des digestions, la douleur perçue dans le côté gauche de la poitrine depuis le début de la maladie, et qui s'était montrée réfractaire aux sangsues, à la glace et aux moxas, sembla vouloir se calmer. Il y avait déjà quatre à cinq mois que le malade marchait dans cette voie d'amélioration lorsqu'il voulut bien se confier à mes soins. Voici l'état peu satisfaisant encore dans lequel je le trouvai :

Tout le système tégumentaire était décoloré, blafard, offrant par place cette teinte jaune, étiolée, qu'on dit à tort exclusive aux cancers, et qui appartient à toutes les cachexies profondes. Le tissu cellulaire subjacent, infiltré dans certains endroits, imprimait à la figure ce cachet spécial qui distingue l'anévrysmatique de tout autre malade. Ses pieds et ses jambes s'œdématiaient pendant le jour, pour reprendre, par le repos du lit, leur forme normale. La peau, molle et flasque, n'offrait pas la plus légère trace de poils; tous ils étaient disparus par une chute ou par une usure prématurée; les ongles eux-mêmes, sans consistance aucune et friables à l'excès, manquaient en partie, et n'offraient plus à la pulpe des doigts qu'un appui illusoire; les facultés de relation paraissaient intactes. Les digestions, encore pénibles et incomplètes, réagissaient puissamment sur les mouvements du cœur, dont elles troublaient l'harmonie. A l'auscultation, le cœur faisait entendre d'abord, au bas de la poitrine, au niveau du rebord des fausses côtes, un bruit faible, large et presque aussi clair que le bruit supérieur qu'on signalait entre la quatrième et la cinquième vraie côte, seulement un peu plus faible que d'habitude, sans impulsion. Le cœur, dans son ensemble, était bien évidemment plus bas qu'à son ordinaire : était-ce sa position normale, ou bien avait-il été déprimé par l'épanchement pleurétique dont le retrait des côtes au niveau de cette région semblait annoncer la résorption antérieure? c'est ce que je n'ai pu savoir, faute de diagnostique porté dans le cours de la maladie par les médecins qui ont donné les premiers soins à Durieu. La percussion complétait le diagnostic, en venant nous révéler la présence du cœur à sa partie supérieure, à deux travers de doigt seulement au-dessus du téton gauche, depuis le milieu du sternum jusqu'à un demi-pouce seulement en dehors de l'auréole du mamelon, et en bas, depuis l'appendice xyphoïde jusqu'à 4 pouces et demi de cet endroit, en suivant la ligne oblique du rebord des fausses côtes. Au reste, les mouvements du cœur, bien qu'un peu accélérés (80 à 85 par minute), étaient réguliers et sans mélange de bruits anormaux; seulement, par moment et à des intervalles fort variables, les mouvements du cœur semblaient suspendus; instantanément alors venait un violent soubresaut ou une contraction convulsive des ventricules qui se faisait ressentir au cerveau d'une manière douloureuse.

En somme, tout exercice, même modéré, agitait le cœur, le troublait profondément, accélérait la respiration; l'assiduité à l'étude était impossible.

Le diagnostic de l'état présent du malade était entouré de quelques difficultés, celui de l'état antécédent en avait encore davantage; toutefois on pouvait, à la rigueur, admettre une pleuro-péricardite aiguë primitive, dont la résolution tardive et incomplète avait entraîné à sa suite tous les désordres consécutifs des fonctions du cœur signalés ultérieurement. Quoi qu'il en soit, l'altération locale et les troubles fonctionnels qui s'y rattachent étant connus, quelles étaient les indications à remplir?

Les effets des médications précédemment employées me prescrivaient de ne les plus tenter. Les conditions sous lesquelles la maladie s'était améliorée, l'état général que présentait le malade, me mirent sur la voie du traitement que j'avais à suivre. L'anémie, la décoloration du sang et de la peau, me parurent le premier état qu'il fallait combattre. J'arrêtai le traitement suivant, qui fut commencé le 18 avril 1833 : Le malade dut prendre tous les jours, une à une, 8 pilules de sous-carbonate de fer (10 centigr. environ par pilule, 16 gr. pour 100 pilules). Tous les deux ou trois jours, un bain général avec addition de 125 à 250 gr. de sous-carbonate de potasse par bain. Régime, le même que suivait le malade depuis quatre mois; ajouter seulement un peu de vin étendu d'eau à ses repas. Au bout de huit jours, il y avait une notable amélioration dans l'état général du malade : la respiration est moins gênée, les battements moins fréquents, les intermittences et les soubresauts du cœur sont presque aussi nombreux. (12 pilules). Au bout de huit jours, l'amélioration est plus marquée; l'appétit, très-prononcé, s'accompagne de moins d'excitation générale qu'avant l'usage du sous-carbonate de fer. Battements du cœur très-ralentis (à peine 70 par minute). Les intermittences sont rares, la respiration facile; la progression, même ascensionnelle, offre moins de difficulté; la teinte blafarde de la peau commence à être remplacée par une coloration moins cadavéreuse; les chairs se raffermissent, les facultés génératrices semblent sortir d'une longue léthargie où elles étaient restées plongées plus de quatre ans; de fréquentes érections vinrent agiter le sommeil du malade de rêves érotiques dont il avait presque perdu la mémoire. A cette époque, une rapide élévation de température, jointe à une pollution nocturne, semblèrent avoir arrêté tout court l'amélioration de la santé de Durieu; les intermittences et les soubresauts augmentèrent avec la gêne de la respiration, mais heureusement ce trouble fut passager, et l'augmentation brusque de la quantité de sous-carbonate de fer absorbé en une journée sembla en avoir fait promptement justice.

Au bout d'un mois, la récoloration du sang et du système tégumentaire n'est plus équivoque; les forces récupérées étaient assez considérables pour permettre une herborisation dans le bois de Boulogne, avec l'allée et la venue, faites à pied. Néanmoins la tuméfaction des jambes avait encore lieu vers le soir; l'empreinte des bas et des jarretières témoignait de la gêne de la circulation et de l'insuffisance de la réaction des parties inférieures. (Le malade prenait alors 25 pilules par jour ou 4 gr. de sous-carbonate de fer.) Cette quantité, continuée pendant quelque temps, sembla apporter avec elle une excitation générale qui avait dépassé le but qu'on s'était proposé d'atteindre. En effet, l'amélioration, qui s'était suspendue, reprit sa marche lorsqu'on eut réduit de moitié cette dose. Au bout de six semaines, les jambes n'enflaient plus sensiblement, même après les plus longues courses. On peut actuellement compter les soubresauts douloureux du cœur; ils sont réduits à deux ou trois par heure. La face a repris une coloration sinon animée, au moins presque naturelle. Les ongles des pieds et des mains commencent à se raffermir, à devenir moins fragiles; les poils à pointer, surtout sur le côté de la face. La percussion et l'auscultation, qui n'avaient jusqu'ici dévoilé aucune modification notable dans le centre circulatoire, annoncent actuellement un retrait sensible des cavités du cœur sur elles-mêmes; le son mat s'éloigne du milieu du sternum; il ne s'entend plus à gauche qu'au niveau du mamelon; en bas, la diminution transversale du diamètre des cavités inférieures est encore plus considérable; il a environ 18 lignes de moins.

Alors les soubresauts ou mouvements convulsifs du cœur paraissant le symptôme prédominant, le seul à peu près dont se plaignît vivement le malade, je crus devoir prescrire, à titre d'antispasmodique, l'oxyde de zinc; mais soit répugnance, soit disposition particulière, Durieu ne put jamais en prendre, même à des doses assez minimes, sans un trouble passager des digestions, sans que la respiration et la circulation en fussent notablement gênées, ce qui m'engagea à lui substituer, mais sans beaucoup plus d'avantage, ce qui m'avait cependant beaucoup mieux servi dans les cas analogues, un emplâtre d'extrait de belladone sur la région précordiale. Cependant j'avais cru, pour mieux juger de l'effet de ces différentes médications par leur isolement, devoir suspendre l'usage du sous-carbonate de fer ; je crus voir alors clairement combien son emploi avait été favorable et combien sa cessation était inopportune. En dix jours, la teinte de la peau et du sang était notablement décrue; la gêne de la respiration et l'embarras de la circulation avaient, au contraire, repris une partie de leur intensité; l'œdème des jambes, autour des malléoles, commençait à reparaître, les digestions à se détériorer. Un prompt retour à notre première médication eut un résultat plus satisfaisant et plus rapide encore que la première fois ; en quelques jours, le retour de la maladie parut conjuré, les soubresauts eux-mêmes diminuèrent de fréquence et d'intensité. Enfin, après quelques alternatives de haut et de bas, successivement amenées soit par la constipation, soit par de mauvaises digestions ou par quelques excès dans la marche, et promptement éloignées par des moyens appropriés, Durieu arriva à pouvoir prendre, sans incommodité aucune, de 40 à 70 grains de sous-carbonate de fer, et à rester à cette dose jusqu'au 25 juillet 1833, époque où je l'examinai pour la dernière fois avant de l'envoyer passer ses vacances dans son pays. Il était alors dans l'état suivant, qu'il est curieux de rapprocher de celui que j'ai décrit le 18 avril, c'est-à-dire trois mois seulement avant : Après une course assez longue, Durieu peut monter environ cent degrés d'un escalier sans s'arrêter, sans être beaucoup plus essoufflé qu'une autre personne; la coloration de la peau et sa consistance sont naturelles; la respiration ne dépasse pas 18 par minute, elle est assez longue et tout à fait indolore ; le pouls a la force et la fréquence normales ; le bruit inférieur du cœur a repris sa gravité et ses limites ordinaires ; le supérieur est plus sec, plus clair, il est plus éloigné du précédent qu'au début de la maladie; le son mat, qui indique l'étendue transversale du cœur, offre à peine 3 pouces d'étendue, terme moyen du sommet à sa base; mais le cœur est toujours resté déprimé dans la place qu'il occupait d'abord à la base du thorax. Les poils sont repoussés, les cheveux ont repris cette dureté qui annonce une grande résistance vitale. Il y a des journées entières sans soubresauts, l'appétit est bon, tout semble enfin présager pour Durieu une guérison définitive. Il devra cependant encore quelques mois faire usage du sous-carbonate de fer, mais à doses décroissantes.

Trois mois après, j'ai revu Durieu, qui jouit de la plus parfaite santé, et l'agitation d'un procès aussi imprévu que malheureux ou il fut impliqué par suite de l'assassinat d'un élève d'Alfort n'a pas encore démenti, un an après, le succès obtenu par les préparations ferrugineuses et par les soins hygiéniques heureusement combinés.

IVe OBSERVATION.

Chlorose chez l'homme, par le Dr Tanquerel des Planches.

(*Presse méd.*, juillet 1837.)

Coulon (Louis), âgé de vingt et un ans, taille de 5 pieds 7 pouces, doué d'une assez forte constitution et d'un tempérament nerveux, ayant assez d'embonpoint, des cheveux châtains et de la barbe en quantité suffisante, entra le 18 juillet 1836, à l'hôpital de la Charité, salle Saint-Michel, n° 18, service de M. Rayer, pour se faire traiter de palpitations incommodes.

Ce jeune homme, en général enclin à la colère, n'avait jamais été malade; depuis dix-huit mois qu'il avait embrassé la profession de peintre en bâtiments, il *n'avait point éprouvé d'accidents saturnins*. Depuis trois à quatre mois seulement, il s'apercevait d'un dérangement notable dans sa santé; c'était de la faiblesse, des palpitations, de l'amaigrissement, une tristesse inaccoutumée, etc. Du reste, à cette époque, sa nourriture était aussi bonne qu'à l'ordinaire, son travail ne devint pas plus fatigant, il n'éprouva aucune contrariété amoureuse, ne contracta point de rhumatisme, ni ne fut sujet à aucune hémorrhagie; en un mot, il ne put, lors de l'invasion de ces accidents, en saisir la cause.

État du malade le 19 juillet. Coulon est couché nonchalamment dans son lit; il se plaint d'une faiblesse générale; quelquefois, étant levé, il se trouve mal tout à coup, et tombe en syncope; par moment, il éprouve des bourdonnements ou des sifflements d'oreille; il se met à pleurer ou à rire sans motifs. L'intelligence est d'ailleurs intacte.

La face offre une espèce de bouffissure, jointe à une grande pâleur nuancée d'un jaune légèrement verdâtre; les lèvres, les gencives, et surtout la conjonctive et la sclérotique, présentente une décoloration très-sensible, une blancheur extrême; les paupières sont comme infiltrées; les beaux yeux noirs de ce jeune homme ont une expression de tristesse marquée.

Le tronc et les membres ont encore conservé de l'embonpoint, et ont même quelque chose de la forme arrondie des femmes; la peau en est également très-blanche et souple.

L'appétit se trouve en grande partie perdu, et parfois singulièrement dépravé; la langue a ses caractères physiologiques; la digestion, quoique longue, se fait sans douleur à l'épigastre; il existe habituellement de la constipation; mais le malade n'accuse pas la plus légère douleur dans toute l'étendue du ventre.

Il y a dyspnée; on compte vingt-quatre inspirations par minute. Des palpitations rémittentes, que le moindre exercice augmente, condamnent le malade au repos. La région précordiale, percutée avec beaucoup de soin, donne un son parfaitement normal dans les limites reconnues pour être celles d'un cœur à l'état physiologue; l'application de la main fait reconnaître facilement les mouvements cardiaques. Les battements de l'organe central de la circulation s'entendent dans tout le côté gauche, et même dans toute la partie antérieure droite de la poitrine. Au premier temps, on entend un bruit de souffle bien manifeste, qui est plus sensible à la base du cœur et vers l'origine de l'aorte que partout ailleurs; le second bruit semble normal, quoique très-sec et très-clair. Les carotides auscultées nous font découvrir un simple bruit de souffle dans la droite, et un bruit de ronflement ou de diable dans la gauche; les autres artères ne présentent point ce phénomène d'une manière sensible. Le pouls, variable d'un moment à l'autre, est tantôt petit et fréquent, tantôt fort et lent.

Les organes génitaux paraissent en bon état, et convenablement développés; on ne peut savoir d'une manière certaine, d'après le dire du malade, s'ils sont suffisamment excités aux plaisirs vénériens; l'urine, un peu acide, est transparente et presque incolore.

Tous les autres organes de l'économie n'ont subi aucune altération fonctionnelle appréciable.

M. Rayer prescrit une saignée générale de 3 palettes.

Le 20 juillet, la saignée offre un caillot d'assez faible consistance, non recouvert de couenne; la quantité de sérum est considérable; augmentation de la faiblesse générale et des palpitations. Les jours suivants, on abandonne la maladie à elle-même.

Le 25, M. Rayer ordonne 10 grains de sous-carbonate de fer; il en augmente successivement la dose jusqu'à 1 gros par jour.

Le 31. Une amélioration assez sensible commence déjà à se montrer; la faiblesse générale devient moins prononcée; la figure perd un peu de son aspect blafard; les palpitations fatiguent moins le malade, et les bruits anormaux du cœur et des artères ne sont plus aussi marqués. On ajoute à ce traitement un bain sulfureux tous les deux jours; à l'aide de cette médication, le 18 août, Coulon sort de l'hôpital dans l'état suivant :

La figure est animée, vermeille; les yeux ont recouvré leur vivacité; les chairs sont fermes et la peau sèche; le malade se sent plein de force et d'énergie; les bruits morbides du cœur et des artères ont disparu, ainsi que les palpitations; le pouls a repris sa régularité; il y a de l'appétit; le malade va une fois par jour à la garde-robe.

Cette observation, intéressante sous plusieurs rapports, nous montre un état chlorotique survenu chez un homme, sans cause occasionnelle appréciable. Ainsi, une alimentation insuffisante, les peines morales, les passions contrariées, un développement incomplet des organes de la génération, etc., qui contribuent le plus ordinairement au développement de la chlorose, n'ont point eu, dans ce cas-ci, une influence étiologique sensible.

Enfin, si on se rappelle que ce peintre n'avait jamais été atteint de maladies saturnines, on sera encore plus porté à n'établir ici aucun rapport de cause à effet entre le plomb et la chlorose.

Le traitement qui a triomphé dans le cas que nous venons de rapporter, est celui que l'on emploie le plus ordinairement, le fer; seulement, on y a ajouté des bains sulfureux, qui concourent, en général, puissamment à relever les forces, et à donner du ton à l'économie, lorsqu'elle en a été privée momentanément, par une maladie de longue durée. Enfin, la rapidité de la guérison a encore prouvé quelle heureuse influence cette médication combinée, exerce sur la marche de la chlorose.

Ve OBSERVATION.

Note sur l'anémie d'Anzin, par le Dr Tanquerel des Planches.

(*Journal de médecine*, t. 1, p. 109; 834.)

Ayant eu l'occasion d'observer un cas d'anémie primitive chez un ouvrier des mines de charbon de terre d'Anzin, j'ai eu la pensée de le publier, dans l'espérance qu'il pourrait n'être pas inutile pour éclairer quelques points de l'histoire de cette variété d'anémie, dont on ne s'est point occupé depuis Hallé. Cette circonstance me fournira l'occasion de comparer le fait que je livre à la publicité avec ceux rapportés par ce savant professeur, et par conséquent de contrôler l'observation d'autrefois par l'observation d'aujourd'hui.

L. M..., âgé de vingt ans, né à Saulzoir, département du Nord, avait toujours joui d'une bonne santé jusqu'à treize ans. A cette époque, il fut atteint d'une éruption cutanée des membres supérieur et inférieur avec fièvre. Un an plus tard, quelques furoncles se montrèrent sur les fesses à plusieurs reprises.

Depuis l'âge de neuf ans, il travaillait à la laine dans son pays, dont le sol est généralement assez sec et plat. Sa nourriture était bonne et en quantité suffisante.

Mais, à peine âgé de quatorze ans, on l'envoya travailler dans les mines de charbon de terre d'Anzin; il y resta jusqu'à dix-neuf ans et deux mois. Au moment d'entrer dans ces mines, il n'éprouvait pas le plus léger malaise; sa constitution se développait avec facilité, et on le regardait comme très-fort pour son âge.

L. M... travailla d'abord dans l'intérieur des galeries à l'extraction, puis au transport des charbons.

Les galeries principales ont une étendue d'une demi-lieue et 1200 pieds environ de profondeur. Parmi les ouvriers, les uns y descendent à quatre heures du matin et y restent jusqu'à deux heures après-midi; d'autres y travaillent depuis deux heures jusqu'à minuit. Durant ce séjour dans les souterrains, les ouvriers y mangent peu, et boivent de l'eau potable qu'ils descendent avec eux.

L. M... était mineur depuis six ans, lorsqu'il commença à ressentir une faiblesse générale et quelques palpitations qui allèrent toujours en augmentant, mais d'une manière lente; et cependant son travail n'était pas devenu plus fatigant; il se nourrissait bien, ne faisait d'excès en aucun genre, n'avait pas de chagrin; en outre, il avait acquis une stature assez élevée, un embompoint notable.

Plus tard, des douleurs de tête se déclarent; des désirs vénériens, coïncidant avec de fréquentes pollutions nocturnes, s'ajoutèrent aux accidents précédents. Alors cet homme quitta les mines d'Anzin pour aller travailler aux mines de charbon de terre de Bourinoche (Belgique); après un séjour de quelques mois dans cette houillère, voyant son mal s'aggraver, il en partit, et vint à Paris pour se faire traiter de son affection et pour prendre un autre état; car, attribuant ses souffrances à sa profession, il résolut d'en changer.

Des saignées générales et locales, des sinapismes, des purgatifs, des vomitifs, des antispasmodiques, des pommades révulsives, le sulfate de quinine, furent employés, pendant deux mois, par divers médecins, sans aucun succès. Alors le malade se décida à entrer à la Charité; il fut placé dans le service de M. Andral; voici l'état dans lequel nous le trouvâmes, au moment de son arrivée à l'hôpital.

État actuel. Taille de 5 pieds 4 pouces: système musculaire largement développé; toutefois les membranes et le tronc sont recouverts d'une quantité assez notable de graisse; aussi remarque-t-on que ces parties ont une forme arrondie, comme chez les femmes replètes; les organes génitaux n'ont pas acquis de développement considérable; leur système pileux manque presque complétement. A peine existe-t-il un léger duvet incolore sur le menton et la lèvre supérieure, quoique la figure ait de larges proportions et des traits bien dessinés. Les cheveux sont noirs et abondants.

Toute la surface cutanée présente une grande pâleur, nuancée d'un léger reflet jaunâtre; cette teinte ressemble tout à fait à la couleur de la cire blanche, encore un peu jaune lorsqu'elle n'est pas complétement épurée; la peau paraît aussi comme demi-transparente.

Les conjonctives offrent une décoloration d'un blanc mat très-marqué, qui se marie avec une légère teinte bleuâtre.

La muqueuse qui revêt les lèvres, les gencives, la langue, la voûte palatine, la face interne des joues, nous frappe par sa teinte pâle, sa blancheur extrême; on n'y rencontre aucun vestige de vaisseaux.

Nous recherchons avec le plus grand soin quelques traces d'œdème, nous n'en trouvons nulle part.

Le pouls est dur, serré, très-facile à déprimer, régulier et fréquent. On compte 84 pulsations par minute.

L'auscultation fait reconnaître un bruit de ronflement continu dans la carotide droite, tandis que, dans la carotide gauche, un bruit de souffle simple ou intermittent est seulement perçu.

Un bruit de souffle s'entend, pendant le premier temps, dans toute la région précordiale; toutefois il est plus marqué au-dessus et en dedans du mamelon que partout ailleurs; le second bruit du cœur est un peu sourd.

La région précordiale percutée donne un son mat dans une surface de 2 pouces carrés. La matité de cette région n'est pas plus prononcée qu'elle ne doit l'être dans l'état physiologique.

L'application de la main ne fait reconnaître ni battement énergique, ni frémissement cataire. Le malade se plaint de palpitations très-vives revenant par accès, qui se manifestent quelquefois spontanément, et qui le plus souvent sont ramenées par un brusque mouvement, la marche, des impressions morales subites, telles que contrariété, surprise, etc.

Les traits de la physionomie n'ont aucune animation; ils dénotent un état de langueur des plus marqués.

Le malade accuse une grande faiblesse générale; il éprouve de la répugnance pour le moindre mouvement, etc.; il est couché nonchalamment dans son lit. Cet état contraste avec le développement considérable des muscles, l'ampleur des cavités thoraciques et abdominales, ainsi qu'avec le volume des membres. Lorsqu'il veut se lever et faire quelques pas, il lui arrive le plus souvent de ressentir tout à coup des étourdissements, des bourdonnements, des sifflements d'oreille, de la dyspnée, des palpitations, des nausées, de perdre en partie connaissance et d'être couvert de sueur.

Le côté gauche de la tête est le siége d'une douleur vive, opiniâtre, revenant sous forme d'accès violents, principalement au milieu de la journée. Ces accès sont caractérisés par des battements très-énergiques dans la tempe, le front et le haut de la tête ; ils ont leur point de départ à l'angle interne de l'œil, d'où ils s'irradient dans ces diverses parties. Au moment des accès, le décubitus dorsal, l'action de marcher, de parler, ajoutent encore à la violence de la douleur; aussi le malade est-il obligé de se tenir assis, la tête entre ses mains, et de rester dans cette position complétement immobile. La douleur n'a jamais suivi le trajet des cordons nerveux de la cinquième paire de nerfs encéphaliques; actuellement elle n'entoure point l'orbite, ne descend pas vers le nez, les joues, et ne pénètre nullement dans l'oreille.

Plusieurs de ces accès de céphalée se répètent brusquement dans l'après-midi à intervalles inégaux, et cessent de se reproduire à l'approche de la nuit. Chacun d'eux a une durée variable, depuis quelques minutes jusqu'à une heure. Pendant les moments de rémission, le malade perçoit un sentiment de constriction notable dans ces parties tout à l'heure si douloureures. Au début de l'affection, les accès de céphalée commençaient à se manifester dès le matin, étaient plus prononcés vers midi, et diminuaient considérablement vers la fin du jour, pour cesser la nuit.

Du reste, il n'y a aucune coïncidence entre les accès de céphalée et ceux des palpitations. Le malade a conservé toute l'étendue de son intelligence; mais il est désespéré de souffrir depuis si longtemps.

Nous avons déjà parlé des accès de dyspnée, qui reviennent avec les palpitations, surtout lorsque le malade fait quelque mouvement ou veut marcher. Ce phénomène morbide est le seul désordre que l'on constate du côté de l'appareil respiratoire. L'absence de toux et d'expectoration, la bonne conformation de la poitrine, sa sonorité, la netteté du murmure vésiculaire perçu par l'auscultation, ne nous laissent aucun doute à cet égard.

Les urines, dont la quantité ne surpasse pas celle des boissons ingérées dans l'estomac, sont limpides, transparentes et offrent une teinte remarquable par un léger reflet vert-pré. Traitées par la chaleur et l'acide nitrique, elles ne donnent lieu à aucun précipité; elles rougissent faiblement le papier de tournesol; leur pesanteur spécifique est de 1010. Du reste, leur émission s'accomplit avec facilité, et on ne constate pas le plus léger sentiment douloureux le long de l'appareil urinaire.

Les organes génitaux ont acquis une excitation prononcée; la nuit, de fréquentes érections, suivies de pollutions, ont lieu; elles fatiguent beaucoup le malade et troublent son sommeil. Ces évacuations nocturnes se répètent plusieurs fois chaque semaine.

A tous les moments de la journée, mais surtout la nuit, des sueurs abondantes recouvrent la peau du tronc et des membres; elles ne sont ni précédées, ni accompagnées, ni suivies, soit de frissons, soit de chaleurs; le thermomètre centigrade, placé dans l'aisselle, marque 38°, la température de la salle étant à 12°.

L'appétit est notablement diminué. Une soif assez vive, accompagnée d'une sensation de sécheresse de la bouche, existe depuis quelque temps. Un enduit blanchâtre, fort mince, recouvre la base de la langue; la digestion s'accomplit d'une manière régulière. Des gaz sortent souvent par l'anus; quelquefois aussi des borborygmes se forment dans différentes parties de la cavité abdominale. Le ventre a acquis un volume un peu plus considérable que celui de l'état de santé, et il est très-sonore; chaque jour une évacuation alvine a lieu; les matières sont moulées et jaunâtres.

On ne rencontre rien d'anormal ni du côté de l'appareil biliaire, ni du côté de la rate.

Pendant trois jours consécutifs, aucun traitement n'est prescrit, afin de pouvoir apprécier l'influence du repos et du régime d'hôpital sur l'état du malade. Les accidents, au lieu de diminuer, vont en augmentant. Alors M. Andral prescrit 4 décigrammes de lactate de fer en pastilles, à prendre chaque jour, ainsi que 2 portions d'aliments et du vin.

Le 1er, le 2e, le 3e, le 4e, le 5e jour du traitement, on ne constate aucun changement bien marqué.

Mais, à partir du 6e jour de l'administration du lactate de fer, on remarque une amélioration notable, caractérisée principalement par un sentiment de force inusité, par moins de dyspnée, de palpitations et plus d'appétit.

Le 6e jour de traitement, le bruit de diable et le bruit de souffle cardiaque diminuent; les veines se marquent un peu; la sécrétion sudorale devient moins abondante; le ventre s'affaisse et s'assouplit; les borborygmes et les excrétions gazeuses cessent.

Le 7e et le 8e jour, on remarque une légère teinte rose pâle de la figure, et un peu plus d'animation des traits du visage. Quelques vaisseaux se dessinent sur les conjonctives et sur la muqueuse buccale.

Le 12e jour, l'appétit se prononçant de plus en plus, on donne 4 portions d'aliments, et on augmente de 2 décigrammes la dose de lactate de fer prise chaque jour.

Le 15e jour, les forces reviennent rapidement; de nombreux vaisseaux se dessinent sur les muqueuses palpébrale et buccale; les joues, la peau du tronc et des membres se colorent; la figure prend un aspect plus animé; l'appétit augmente toujours; les urines deviennent plus foncées en couleur; elles pèsent actuellement 1016; le pouls plus ample, moins facile à déprimer, et ne bat que 68 fois par minute; les bruits des artères perdent de plus en plus de leur éclat; le bruit de souffle de la région précordiale est difficilement entendu; le bruit de souffle continu de la carotide gauche est transformé en bruit de souffle simple ou intermittent; les accès de dyspnée, de palpitations et de céphalée existent à peine; le malade marche, se promène, travaille dans les salles; les pollutions nocturnes deviennent fort rares, et les désirs vénériens se répètent moins souvent.

Le 25e jour, le rétablissement de la santé est complet. Un examen très-attentif de tous les appareils ne fait découvrir aucune lésion organique, ni aucun trouble fonctionnel. L. M. a recouvré ses forces, ainsi que la coloration normale de sa peau et de ses muqueuses, son appétit, la liberté de sa respiration; les bruits morbides du cœur; les artères, les palpitations, les accès de céphalée, les pollutions nocturnes, les sueurs, ont cessé.

Cette observation est remarquable par la réunion de presque tous les accidents caractéristiques de l'anémie idiopathique, essentielle, ou chlorose que l'on rencontre si souvent chez les femmes, et principalement chez les jeunes filles. Ce malade avait des formes féminines; ses organes génitaux n'étaient pas complétement développés; il n'avait pas de barbe. Si on lui avait mis un vêtement de femme, ou si on n'avait vu que sa figure et ses bras, on eût cru reconnaître un cas de chlorose féminine.

L'anémie idiopathique, primitive, c'est-à-dire celle qui ne se trouve point liée à une altération organique, s'observe rarement chez l'homme; l'incertitude qui régnait dans la science sur la possibilité du développement de la chlorose, ou de l'anémie idiopathique, chez l'homme, m'engagea, en 1838, à publier un mémoire sur ce point important de l'histoire de l'anémie (*Revue médicale* et *Presse médicale*, t. 1).

Depuis cette publication, des recherches d'une grande importance ont été faites sur les altérations humorales et sur les caractères symptomatiques des diverses variétés de l'anémie; tous ces travaux ont contribué à faire admettre dans le cadre nosologique une variété d'anémie idiopathique ou essentielle, chez l'homme, absolument semblable à celle qui se développe chez la femme, et qui porte le nom de chlorose.

L'anémie de notre malade ne peut être attribuée à aucune altération organique appréciable. Pendant tout le temps de son séjour à l'hôpital, les organes et les fonctions des divers appareils de l'économie ont été l'objet d'un examen très-attentif, souvent répété, qui n'a fait découvrir aucune lésion de texture que l'on pût considérer comme cause de l'anémie. Ajoutons que le traitement par les ferrugineux, qui a été suivi si rapidement de la cessation de tous les accidents, vient encore éloigner de l'idée l'existence d'une anémie symptomatique de quelque affection locale.

Nous ne laisserons pas échapper l'occasion de faire remarquer que, chez ce malade, les pollutions nocturnes, qui le fatiguaient par leur fréquence avant l'administration des ferrugineux, auraient pu facilement être prises pour la cause de l'anémie. Cependant, en tenant compte de l'époque à laquelle elles ont apparu pour la première fois, et de leur disparition complète sous l'influence des toniques, on demeure convaincu que ces pertes séminales étaient l'effet et non la cause de l'affaiblissement général de l'économie.

Enfin ce jeune homme se portait parfaitement bien jusqu'au moment où il alla travailler dans les mines de charbon de terre d'Anzin.

Malgré sa vie régulière, la nourriture convenable dont il faisait usage, et l'absence d'émotions morales vives, il contracta, dans cette mine, l'anémie dont nous l'avons vu atteint; il est donc impossible de ne pas établir ici un rapport de cause à effet entre ces deux circonstances, le développement de l'anémie et le séjour dans des souterrains humides, privés de soleil et de lumière. Cette relation de cause à effet va paraître encore plus fondée, plus évidente, par l'analyse des faits consignés dans le travail de Hallé, sur l'anémie que contractent les ouvriers des mines de charbon de terre d'Anzin.

Résumé de la description de Hallé : «Décoloration universelle, aucune ramification des vaisseaux capillaires; teinte jaune de la peau, pareille à celle que présente la cire blanche, quand elle a été longtemps gardée; bouffissure; impossibilité de marcher sans suffoquer; palpitations; sueurs habituelles; accélération du pouls; céphalée; appétit conservé ou même augmenté, bonnes digestions; souvent selles demi-liquides, brunes, jaunes ou vertes.»

Tous ces accidents observés par Hallé, nous les avons rencontrées chez notre malade. Quant aux autres symptômes de l'anémie, tels que les bruits dans les artères et le cœur, Hallé ne pouvait les mentionner, puisqu'à cette époque l'auscultation n'avait point encore été découverte.

La plupart des auteurs qui ont donné, dans les recueils scientifiques, dictionnaires, etc., l'analyse du mémoire de Hallé, font entrer, parmi les symptômes de l'anémie d'Anzin, des accidents graves du côté des voies digestives, tels que : «coliques violentes, douleurs d'entrailles et d'estomac, météorisme du ventre, d'éjections noires ou vertes.»

Hallé n'a pas constaté lui-même de pareils phénomènes morbides chez les mineurs atteints d'anémie, qui furent soumis à son examen. Le médecin d'Anzin, qui avait donné les premiers soins aux malades, déclare, dans son rapport adressé à l'École de médecine de Paris, que ces symptômes, qui duraient dix à douze jours, étaient les phénomènes prodromiques de l'anémie.

Si ces troubles fonctionnels gastro-intestinaux avaient été l'un des éléments de la maladie connue sous le nom d'*anémie d'Anzin*, il est probable qu'ils auraient persisté presque aussi longtemps que les autres symptômes, et que Hallé les aurait observés à Paris. Ajoutons aussi que les purgatifs, les excitants toniques et l'acide muriatique oxygéné étendu d'eau, qui furent prescrits à Anzin pour combattre les premiers symptômes de la maladie, avaient peut-être contribué à engendrer cette série de phénomènes morbides; il paraît aussi que les ouvriers qui éprouvaient ces accidents avaient bu de l'eau qui filtrait au travers des conduits de houille et qui contenait de l'hydrogène sulfuré. Cette circonstance pourrait encore rendre compte des *coliques violentes, des douleurs d'entrailles et d'estomac, du météorisme et de la diarrhée* dont ils furent atteints. Notre malade n'a rien éprouvé de semblable, et il nous a appris (c'est un homme intelligent) que, pendant son séjour à Anzin, plusieurs de ses camarades étaient devenus, comme lui, *faibles et pâles*, sans se plaindre d'accidents graves du côté des voies digestives. Mais aussi il était expressément défendu aux ouvriers de boire de l'eau qui filtrait au travers des conduits de houille; ainsi, en admettant même que quelques ouvriers des mines de charbon de terre d'Anzin puissent avoir, au début de l'anémie, des *coliques violentes, des douleurs d'entrailles et d'estomac, du météorisme, des déjections noires ou vertes*, on ne peut attribuer ces accidents qu'à des circonstances étrangères aux causes qui déterminent l'anémie.

Nous ne pouvons admettre, avec quelques auteurs, que la maladie des houillères d'Anzin soit une intoxication sulfhydrique lente. Nous venons de dire qu'à la rigueur on ne pourrait expliquer de cette manière les accidents gastro-intestinaux qui quelquefois se sont déclarés, mais que l'on n'observe plus actuellement. Quant à l'anémie, son développement ne peut reconnaître une pareille origine. En effet, les ouvriers ne boivent plus de l'eau de houille, et cependant ils sont encore frappés d'anémie; ne peut-on pas plus logiquement la rapporter à la privation d'air parfaitement respirable, de soleil et de lumière que subissent les malheureux houilleurs dans ces souterrains humides, d'une immense étendue, qu'on appelle *galeries*? L'observation journalière ne nous apprend-elle pas que, dans des conditions analogues et même moins défavorables, des accidents semblables se manifestent? Qui ne sait que l'appauvrissement du sang, que l'étiolement apparaît chez les individus qui vivent dans des lieux bas, humides, étroits, où l'air ne se renouvelle que difficilement, et où le soleil et la lumière pénètrent rarement ou en quantité insuffisante? C'est un résultat qu'on peut malheureusement vérifier trop souvent dans quelques prisons, manufactures, hôpitaux, etc., dans certains quartiers de grandes villes, où ces fâcheuses conditions hygiéniques se trouvent réunies.

Nous ne pensons pas non plus que les émanations charbonneuses, en pénétrant dans l'économie par absorption, puissent déterminer les accidents de l'anémie. A Paris, on ne rencontre point, chez les charbonniers, qui sans cesse sont en contact avec des poussières de charbon, la maladie que l'on a observée chez les ouvriers qui travaillent dans les souterrains des mines de charbon.

Les mines de charbon de terre d'Anzin n'ont pas la propriété exclusive de donner naissance à une anémie idiopathique; toutes les autres mines houillières ont cette faculté. Notre malade avait d'abord travaillé dans les mines d'Anzin, où il éprouva les premières atteintes de son affection. Plus tard, il entra dans les mines de Bourinoche, et là, son mal s'aggrava; il nous a assuré, d'ailleurs, que, dans ces dernières mines, comme dans celles d'Anzin, les ouvriers devenaient faibles et pâles.

Les observations de Hallé et les renseignements que nous avons pu obtenir prouvent que l'anémie idiopathique attaque d'autant plus vite et d'autant plus fréquemment les houilleurs que l'air des galeries se renouvelle plus difficilement, et qu'il contient une plus grande quantité de gaz impropres à la respiration, ce qui dépend de l'étendue, de la profondeur des galeries, de la composition du sol, et d'une infinité d'autres circonstances.

Enfin nous noterons en terminant que, dans l'anémie des houilleurs, comme dans l'anémie chlorotique, comme dans l'anémie produite par le plomb (l'un des caractères de l'intoxication saturnine primitive ou cachexie saturnine), on rencontre des bruits morbides au cœur et dans les artères, qui traduisent l'appauvrissement du sang, et qui disparaissent avec les autres symptômes de la maladie, sous l'influence d'un traitement réparateur, héroïque, celui des ferrugineux.

VIe OBSERVATION (inédite).

Chlorose chez l'homme, par le Dr Tanquerel des Planches.

M. X..., général de brigade, âgé de cinquante-huit ans, forte constitution, corpulence remarquable, taille moyenne, cheveux blonds, adonné aux plaisirs de la table, faisant assez souvent des excès de femmes, avait eu, à plusieurs reprises, des accès de goutte, qu'il regardait du reste comme héréditaires (son père et grand-père étaient atteints de goutte). Le général faisait souvent usage de purgatifs drastiques, de la *médecine de Leroy*, etc.; c'était, disait-il, le seul moyen de chasser les humeurs de la goutte.

. Au mois de novembre ou décembre 1852, sans autre cause connue que celles signalée plus haut, le général fut pris de faiblesse générale et de dyspnées; il ne tarda pas à perdre l'appétit et à maigrir un peu. Le médecin de l'hôpital militaire du chef-lieu de son commandement lui fit une saignée exploratrice; le sang analysé apprit au médecin que le général était malade par suite d'un *appauvrissement considérable survenu dans ce liquide*. Dès lors il lui conseilla les ferrugineux, etc.

Le général vint à Paris au commencement de janvier 1853. A cette époque, il avait conservé sa forte corpulence habituelle; mais, lui ordinairement très-coloré et vigoureux, était extrêmement pâle et faible. Il ne pouvait se rendre compte de son état; néanmoins il plaisantait beaucoup le médecin militaire qui croyait que le mal dépendait de l'appauvrissement du sang; il lui était impossible d'admettre que sa constitution robuste fût aussi affaiblie.

Voici l'état dans lequel je trouvai le malade : constitution encore très-robuste, cependant moins belle que l'année précédente. Pâleur générale de la peau, des conjonctives et de la muqueuse buccale extrêmement prononcée. Toutes les personnes qui voyaient le général étaient étonnées de le trouver aussi pâle, ce qui faisait craindre une grave maladie. Le général faisait partie du cortége de généraux qui accompagnèrent l'empereur à Notre-Dame, le jour de son mariage; sa corpulence fut d'autant plus remarquée du public, qu'elle tranchait avec une grande pâleur.

Le premier bruit du cœur était légèrement voilé, c'était presque un bruit de souffle; on entendait un bruit de souffle continu dans les carotides; la percussion et la palpation de la région précordiale ne donnaient à constater aucune modification anormale survenue dans le volume du cœur. Le pouls était grêle et régulier.

Le malade se plaignait de difficulté de respirer, qui allait jusqu'à la suffocation, lorsqu'il voulait marcher un peu vite ou un peu longuement, et surtout quand il montait un escalier.

Enfin léger œdème autour des malléoles, inappétence, constipation, idées tristes, éloignement pour les rapports conjugaux, diminution de l'activité intellectuelle, tels étaient les accidents constatés par moi. Les organes respiratoires et urinaires étaient en bon état.

Au commencement de février, le général fut pris d'angine et stomatite membraneuses; des pellicules blanchâtres recouvraient la muqueuse buccale également très-pâle, ce qui donnait une physionomie toute spéciale à cette maladie.

La stomatite et l'angine furent combattues par les moyens ordinaires : gargarismes émollients, puis détersifs et astringents; cataplasmes de farine de lin, etc.

Quant à l'état chlorotique, il fut combattu par le médecin militaire et par moi, l'aide du quinquina, des ferrugineux, et une alimentation tonique.

Au bout de quelques mois, les accidents se sont dissipés, et aujourd'hui le général commande sa brigade avec son entrain habituel. Il a repris sa bonne mine ordinaire, sa gaieté et ses exercices de cheval.

Lorsque je vis le malade, après son arrivée à Paris, j'eus la crainte d'observer chez lui un commencement de maladie du cœur. Les symptômes du côté de l'appareil circulatoire me donnaient d'autant plus d'inquiétude, que je n'osais reconnaître un pur état chlorotique chez un homme de cinquante-huit ans, qui ne paraissait pas s'être trouvé dans les conditions sous l'influence desquelles se manifeste une pareille maladie. La marche de l'affection qui diminua progressivement à la suite du traitement par les ferrugineux, et surtout la disparition complète de tous les accidents, n'ont plus laissé de doutes dans mon esprit.

Paris, 1er juin 1853.

VIIe OBSERVATION.

Chloro-anémie chez l'homme, par M. le professeur Bouillaud.

(*Clinique médicale* du professeur Bouillaud, 3e volume, p. 346 ; 1837.)

Marcy, vingt et un ans, couverturier, malade depuis huit ans, entré le 1er août 1836, sorti le 4 août id. (hôpital de la Charité).

Diagnostic : état semi-chlorotique ; palpitations ; bruit de diable intermittent dans la carotide droite.

D'une constitution délicate, nerveuse ; blond ; peau mince et fine.

A l'âge de treize ans, palpitations, sans cause que le malade puisse indiquer. Elles ont continué depuis en augmentant par intervalles. Il n'a jamais eu ni rhumatisme, ni aucune autre maladie un peu grave. Il a été atteint d'une blennorrhagie, il y a trois ans.

1er et 2 août. Pâleur anémique générale ; maigreur, essoufflement ; battements précipités du cœur en marchant vite ou en montant un escalier ; pouls à 84-88, assez fort ; point de toux ; résonnance et respiration bonnes partout ; peau modérément chaude et sèche ; pourtour de la bouche jaunâtre ; haleine un peu fétide ; langue humide, rosée à la pointe et aux bords, blanchâtre ailleurs ; point de nausées ni de vomissements ; peu d'appétit ; soif ; selle naturelle aujourd'hui ; le sommeil est quelqufois interrompu par les battements du cœur. L'étendue de la matité de la région précordiale est de 2 pouces 2 lignes carrés ; le claquement valvulaire est fort, assez éclatant, mais accompagné d'un peu de raucité ou d'âpreté pendant la systole. Cette âpreté se transforme en un léger souffle dans la précipitation des mouvents du cœur; bruit de diable intermittent dans la carotide droite. — Tilleul, orangeade, sirop de gomme, potion gommeuse; lavement, émollient; 2 tasses de bouillon, 1 potage.

Le 3, même état. — Eau de Spa, potion gommeuse avec s.c-arbonate de fer, et extr. de quinquina āā 24 grains; côtelette.

Le 4, le malade, se trouvant bien, demande et obtient sa sortie.

VIIIe OBSERVATION.

Pertes séminales involontaires, par M. le professeur Lallemand.

(Obs. 65, t. 1, p. 489; 1836.) (1)

Étant à Paris en 1822, je fus appelé en consultation, avec Dupuytren, Broussais et Récamier, pour un jeune homme qu'on croyait affecté d'une maladie du cœur, compliquée de gastro-entérite. On ne fut pas bien d'accord sur l'importance qu'il fallait attacher aux deux ordres de symptômes; mais, les indications paraissant les mêmes, on convint d'un traitement et d'un régime dont je fus chargé de surveiller l'exécution. Avant de procéder à de nouvelles applications de sangsues, *dont le malade s'était toujours mal trouvé*, je l'examinai, je le questionnai à plusieurs reprises, et mes opinions changèrent avec les confidences que j'en reçus. Voici le fait :

---

(1) Il n'y a rien, dans cette observation, qui autorise à considérer les pertes séminales comme l'élément fondamental de la maladie. Les symptômes sont ceux de la chlorose; les antécédents surtout ne sont autres que ceux qui la produisent habituellement. Si la cautérisation paraît avoir réussi, et si M. Lallemand omet ici de parler du traitement général, cela tient à sa préoccupation de chirurgien, et il ne faut pas oublier que, dans son ouvrage *des Pertes séminales involontaires,* il indique, dans un article spécial, comme devant s'appliquer à tous les cas, un traitement médical qui consiste surtout en toniques et ferrugineux. Nous ne nions pas l'utilité de la cautérisation contre le symptôme particulier que M. Lallemand considère comme l'affection principale; mais, en somme, c'est à l'emploi du fer que nous rapportons la guérison radicale.

Au reste, il en est des pertes séminales, comme de la stérilité et de l'amaurose chlorotiques observées par M. Blaud, qui a fait voir que ces dernières affections guérissaient avec la chlorose qui leur avait donné naissance (*Revue médicale,* t. 4, novembre 1839). Des faits semblables avaient été rapportés par Cotugno, Ronfilcius, Demours, Penchilini, Wardrop, etc.

M. E. B... était petit, maigre, d'un tempérament nerveux, d'un caractère ardent et ferme. Né de parents robustes, il avait été élevé d'après les principes de Rousseau, s'était livré de bonne heure à de rudes exercices, à des voyages, avait bravé l'intempérie des saisons, et par cette vie active, avait échappé à toute mauvaise habitude, à tout commerce avec les femmes.

A vingt-et-un ans, il épousa une jeune personne charmante dont il était éperdument amoureux, et pendant dix-huit mois, il usa des droits conjugaux quatre à cinq fois par jour. A la fin, le coït était tellement habituel chez lui, qu'il s'y livrait pendant son sommeil, et ne se réveillait souvent qu'au dénouement.

Dans le principe, toutes ses fonctions avaient pris une plus grande activité; il se sentait plus gai, plus dispos; son appétit surtout avait augmenté d'une manière remarquable. Mais, par la suite, cette excitation diminua peu à peu, et fit place à un état contraire. Son sommeil fut court et peu réparateur; il éprouva de la somnolence dans le jour, et de fréquentes distractions; les digestions se dérangèrent, l'embonpoint diminua, ainsi que l'activité intellectuelle et la puissance musculaire; le caractère devint inquiet, impatient, irrascible.

Une grossesse étant survenue, ces premiers accidents se dissipèrent. Ils reparurent quelques mois après l'accouchement, et augmentèrent dès lors d'une manière rapide. L'usage d'aliments succulents et abondants, au lieu de réparer les forces, provoqua des digestions laborieuses; les boissons excitantes, prises dans l'intention d'aider le travail de l'estomac, ne firent que l'irriter; de véritables indigestions amenèrent des symptômes de gastrite, qu'on combattit par des *sangsues à l'épigastre et à l'anus.* Une constipation opiniâtre se manifesta, et ne fut plus remplacée que par une diarrhée qui devint de plus en plus fréquente. Alors se manifestèrent des étouffements, des palpitations, qui firent croire à une maladie du cœur, et provoquèrent de *nouvelles évacuations sanguines.* En même temps, les désirs vénériens s'affaiblirent dans la même proportion. Les érections diminuèrent; les éjaculations s'opérèrent de plus en plus rapidement, et ne provoquèrent presque plus de sensation. Aussi le coït fut-il éloigné de plusieurs jours, et même d'une ou deux semaines.

Une seconde grossesse amena quelques mois de repos absolu; cette fois cependant, le malade ne se rétablit pas. Des pollutions nocturnes étant survenues, il les regarda comme un effet de la continence; mais le coït, quoique rare, augmenta la faiblesse; les pollutions nocturnes diminuèrent, disparurent même complétement, ce qui n'empêcha pas les palpitations d'augmenter, ainsi que le trouble des digestions.

Le rapprochement de ces circonstances détourna sa pensée de la véritable cause des accidents. Il attribua l'inertie des parties génitales à la faiblesse de l'économie qu'il croyait due aux sangsues et à la diète. En conséquence, il s'abstint de parler de ses relations conjugales, et les médecins, sachant qu'elles avaient entièrement cessé, n'en demandèrent pas d'avantage.

Enfin, les symptômes augmentèrent au point qu'il prit le parti de venir à Paris. Il était âgé de vingt-cinq ans, souffrait depuis trois, et présentait les symptômes suivants :

Maigreur et pâleur extrêmes, sensibilité excessive à l'épigastre, distension habituelle de l'abdomen par des gaz, langue légèrement rouge sur les bords et vers la pointe, anorexie, digestion des substances animales impossible, celle des végétaux difficile, accompagnées de flatuosités et de bouffées de chaleur à la figure; constipation opiniâtre, alternant avec la diarrhée; coliques venteuses, souvent très-alarmantes, revenant par accès variables, sans causes appréciables.

Ces coliques commençaient par une distension rapide de l'estomac, accompagnée de contractions spasmodiques du cardia et des gros intestins, d'un refoulement du diaphragme avec menace de suffocation. Alors les palpitations redoublaient, ainsi que l'anxiété précordiale; une congestion brusque s'opérait vers la tête; les frissons étaient remplacés par une chaleur brûlante, suivie d'une sueur abondante. Après un temps variable, une détente soudaine avait lieu, et bientôt l'expulsion d'une grande quantité de gaz, par en haut et par en bas, amenait un affaissement notable de l'abdomen, et un soulagement subit: la prostration générale qui succédait à ces attaques était proportionnée à leur intensité et à leur durée.

Voici ce qui se passait du côté de la circulation : palpitations habituelles, augmentées par le moindre mouvement, par toute impression physique ou morale un peu vive, et surtout par le travail de la digestion; battements du cœur précipités, irréguliers, mais pas plus forts, pas plus étendus que dans l'état normal; point de bruit de râpe ni de soufflet; pouls petit et misérable.

Du reste, faiblesse générale, lassitudes spontanées, surtout dans les jambes et les lombes; diminution de la mémoire, tendance à l'assoupissement, impatience pour la moindre cause; sommeil léger, agité, non réparateur; sensibilité excessive au froid et à l'humidité.

Ces symptômes avaient été observés par tous les praticiens consultés jusqu'alors. Voici ceux qu'ils n'avaient pas remarqués : Pendant l'expulsion des matières fécales, issue par l'urèthre d'une matière épaisse, visqueuse, onctueuse, légèrement opaque; émission des urines fréquente, en petite quantité chaque fois et avec peu d'énergie; dernières gouttes épaisses et visqueuses; après le refroidissement, urines troubles, fétides, laissant déposer un sédiment floconneux, épais, blanchâtre; sentiment de l'assitude au périnée; douleurs dans les cordons spermatiques et les testicules; contractions spasmodiques entre les sphincters de l'anus et le col de la vessie.

En comparant ces circonstances au tableau de la *consomption dorsale* d'Hippocrate, et aux symptômes de *pollution diurne*, décrits par Wichmann et Sainte-Marie, je n'hésitai pas à regarder les pertes séminales involontaires comme la cause de tous les accidents.

Je conseillai, en conséquence, le lait glacé, coupé avec l'eau de chaux, ou l'eau de Spa; quelques végétaux pour tout aliment; des lotions froides sur le périnée, matin et soir, avant et après la défécation; une vie agricole toute matérielle, des exercices courts et répétés.

Quand je revis le malade l'année suivante, je trouvai que ces moyens avaient produit une légère amélioration; mais elle ne faisait plus de progrès depuis longtemps.

Je me déterminai, en conséquence, à tenter l'acupuncture, et je la pratiquai à l'aide de deux longues aiguilles que j'introduisis vers la partie moyenne du périnée, de manière à traverser la prostate dans la direction des vaisseaux éjaculateurs.

A partir de ce moment, les pollutions diurnes cessèrent presque subitement; quelques pollutions nocturnes se montrèrent ensuite, mais accompagnées de rêves, d'érections énergiques et de plaisir; les désirs érotiques se réveillèrent, les besoins devinrent impérieux, la continence cessa, et le rétablissement marcha rapidement.

Depuis seize ans, M. B... jouit de toute la plénitude de ses fonctions, et s'il ne les exerce plus comme autrefois, c'est que l'expérience du passé le rend circonspect.

Je n'ai pas besoin de dire que les symptômes de gastrite et d'affection du cœur se sont dissipés avec les pollutions diurnes.

IXe OBSERVATION (inédite).

Pertes séminales involontaires, par le Dr Caudmont; 1853.

F... (Jean), vingt-cinq ans, tailleur, à Paris depuis dix mois. Garçon; tempérament lymphatique.

N'a jamais eu de difficulté pour uriner; n'a pissé au lit, étant jeune, que très-rarement: cependant cela lui est encore arrivé à l'âge de douze ans. S'est masturbé de manière à se fatiguer beaucoup, de douze à quinze ans et jusqu'à plus de vingt-deux ans; n'a jamais vu de femme, n'a jamais eu ni chancre ni écoulement uréthral. Étant jeune, n'a jamais eu de glande. Jusqu'au moment où les excès de masturbation l'ont rendu malade, sans être bien robuste, a toujours joui d'une bonne santé.

Peu de temps après avoir pris l'habitude de la masturbation, le malade ayant éprouvé préalablement beaucoup d'amaigrissement, des maux de tête, un affaiblissement des facultés intellectuelles, de la perte de mémoire, des maux de reins, de l'affaiblissement et des fourmillements dans les membres, des palpitations et de l'essoufflement par les exercices physiques, un affaissement général, une diminution de l'appétit, le malade, dis-je, ayant éprouvé tous ces symptômes prodromiques, commença à avoir des pertes séminales involontaires, qu'il a conservées jusqu'à l'époque actuelle. Dans le principe, elles revenaient tous les huit jours, puis elles se rapprochèrent et revinrent quelquefois pendant cinq à six jours de chaque semaine. Dans le principe, le plus souvent les pertes étaient accompagnées d'un rire lascif; plus tard, elles eurent lieu la plupart du temps sans aucune sensation, et le malade en était averti le matin par la liqueur spermatique épanchée dans sa chemise. Dans le principe, la perte était précédée d'une érection, et maintenant elle a lieu le plus souvent sans érection. D'une manière générale, les érections sont très-rares depuis un an; avant cela, pendant sept à huit mois, elles avaient été très-fréquentes; et avant cette époque, elles avaient eu lieu assez souvent sans exagération. Plusieurs fois les pertes se sont montrées dans la nuit même où un fait de masturbation avait eu lieu préalablement; rès-rarement le malade a eu plus d'une perte involontaire dans la même nuit. Plusieurs fois, en faisant des efforts pour aller à la garde-robe, le malade a rendu par l'urèthre, avec les dernières gouttes d'urine, une liqueur qui donnait au liquide un aspect bleuâtre. En dehors de cela, le malade n'a jamais eu de perte diurne. La perte de sperme ne se fait pas par une éjaculation roide; elle a lieu en bavant, et l'écoulement se prolonge pendant à peu près une demi-heure d'une manière insensible; la quantité de sperme rendu fait le plus souvent plusieurs taches de grande dimension sur la chemise. Autrefois, le sperme était épais et opaque; maintenant, il est d'ordinaire liquide et transparent. Quelquefois les bords de la tache sont d'un jaune fauve.

Le malade a toujours bien uriné par un jet bien lancé; seulement, à l'époque des érections fréquentes, il a eu des envies d'uriner fréquentes aussi, et de l'ardeur en finissant d'uriner. A la même époque, il y avait un dépôt glaireux assez abondant dans l'urine. Il n'a jamais, dans ces derniers temps, perdu de l'urine involontairement.

Aussitôt que les pertes ont commencé à se déclarer, le malade a eu des maux d'estomac violents, puis tous les accidents qui avaient précédé ont augmenté. Il eut des maux de tête excessivement violents, un brisement des forces tel, qu'il ne pouvait plus marcher; et les jours où les pertes se produisaient, il y avait un tremblement des mains et des soubresauts dans diverses parties du corps, en même temps qu'un malaise général bien plus prononcé encore que les autres jours. État de constipation habituel. La vue était devenue plus faible, plus disposée à se troubler. Le malade n'a jamais eu de paralysie. Depuis les pertes, des saignements du nez fréquents les jours de chaleur.

Le 5 avril 1853. *État actuel :* Les pertes n'ont plus lieu maintenant qu'à des intervalles de huit jours, et quand elles ont lieu, elles se reproduisent deux ou trois jours de suite. Le sperme est liquide; pas de difficulté pour uriner. Le plus souvent l'urine présente un nuage suspendu dans le milieu de la masse liquide; le malade croit que c'est du sperme. Il n'éprouve de la faiblesse dans les jambes, des maux de tête et d'estomac, du tremblement des mains, que les jours des pertes séminales; les autres jours, le malade va bien, il a seulement la tête un peu lourde. Il est souvent averti de l'apparition des pertes par du malaise, un peu de faiblesse, qui se déclarent le jour qui précède la nuit de la perte. La mémoire est toujours très-mauvaise. Le malade est un peu plus apte à travailler, mais cependant il a encore des jours de découragement. Il a bon appétit; les digestions sont souvent très-lentes, accompagnées d'éructations. Constipation opiniâtre.

Le seul traitement qui ait réussi, ce sont les lotions d'eau froide et le fer à l'intérieur. Depuis que le malade suit cette nouvelle direction, les pertes sont moins fréquentes; l'état général est meilleur, et il est moins ébranlé quand les pertes viennent. Tout ce qui a été fait jusque-là a échoué complétement; trois cautérisations ont été pratiquées sans aucune espèce de succès.

Les pertes séminales ne tiennent pas toujours à une maladie locale; et sans vouloir parler de ces cas où elles doivent être considérées comme un des symptômes d'une affection de la moelle épinière, on les rencontre quelquefois chez des individus qui ont été affaiblis par une cause quelconque, des excès de femme, la masturbation, une mauvaise alimentation, des travaux exagérés, des veilles prolongées, etc. Leur apparition est précédée de symptômes qui annoncent les modifications profondes éprouvées par l'économie, et qui ressemblent beaucoup aux accidents qu'on observe chez les femmes chlorotiques : amaigrissement considérable, décoloration de la peau et des muqueuses, affaiblissement musculaire, langueur générale, inaptitude pour les travaux intellectuels, perte de l'appétit, douleur épigastrique, digestion difficile, céphalalgie fréquente, palpitations, étouffements, grande disposition aux névralgies, à l'hypochondrie, perte de sommeil. Ce n'est qu'après quelque temps de cet état maladif, et comme épiphénomène, qu'on observe les pertes séminales; et alors il s'établit un cercle vicieux : c'est l'affaiblissement de la constitution qui a amené la perte involontaire de sperme, et celle-ci, à son tour, contribue à augmenter l'état de faiblesse. C'est parce qu'après l'apparition des pertes séminales les accidents ont augmenté, se sont mieux dessinés, qu'on a cru que là était le point de départ de l'état d'épuisement dans lequel on trouve le malade.

Dans cette espèce de perte séminale, on ne retire aucun bon effet de la cautérisation, du moins lorsqu'on pratique cette opération sans avoir fait subir au malade un traitement préalable. Ce qui réussit surtout, c'est l'administration des préparations ferrugineuses. On se trouve bien de donner en même temps le quinquina, et d'avoir recours aux pratiques de l'hydrothérapie, aux lotions générales, aux lavements, aux douches d'eau froide; et ce n'est que lorsque la constitution du malade a été profondément modifiée par ce traitement, prolongé pendant un temps suffisamment long, qu'on peut employer avec avantage la cautérisation, si toutefois les pertes de sperme n'ont pas déjà cessé par le fait du premier traitement.

Xe OBSERVATION.

Chlorose chez un homme de quarante-cinq ans, par suite de chagrins domestiques; guérison par les préparations de fer; par M. Jolly.

(*Revue médic. franc. et étrang.*, décembre 1839.)

M. Chaumette, après avoir éprouvé de grandes pertes de fortune, était tombé dans une mélancolie profonde qui bientôt fut suivie de troubles généraux de sa santé; ses digestions étaient lentes et pénibles, accompagnées de bâillements et d'éructations fréquentes; ses forces s'affaiblirent de jour en jour, au point de ne pouvoir soutenir le moindre exercice sans éprouver au plus haut degré le sentiment de la fatigue; la moindre progression sur un plan ascendant était cause de palpitations, d'oppression et de suffocation; toute la peau avait pris une teinte jaune-paille, comparable à celle de la cire.

Les lèvres, les gencives, la langue, les caroncules lacrymales, en un mot, tous les tissus rouges de l'économie, étaient frappés de cette décoloration. Ce qui tourmentait surtout le malade, c'étaient des palpitations fréquentes, jointes à une céphalalgie pulsative de la région temporale, avec des bourdonnements d'oreille continuels. Il était, depuis quelque temps, en traitement pour une affection organique du cœur, lorsque je le vis pour la première fois, par suite de l'éloignement du médecin qui lui avait donné des soins jusqu'à cette époque.

Indépendamment des phénomènes précités, je fus surtout frappé des désordres de la circulation. Le cœur, l'aorte et les carotides, offraient, à la simple application de l'oreille, un bruit de souffle des plus prononcés, et qui aurait bien pu en imposer pour une affection organique du cœur. Toutefois l'absence des signes positifs de lésion organique, l'insuccès du traitement, et plus encore l'état de faiblesse générale et de décoloration absolue du sujet, joint au peu d'espoir de le conserver, nous déterminèrent à tenter un traitement antichlorotique. Le malade prit chaque jour 6 pilules de Blaud, et l'on augmenta graduellement la dose de 1 pilule par jour jusqu'à 15, qui furent le terme. Il prenait, en outre, de l'eau de Spa gazeuse, avec addition de vin blanc, à l'heure du repas, qui se composait de gelées animales, de potages gras et de viandes rôties. En peu de jours, une amélioration notable se fit sentir, et donna des espérances de guérison que nous n'avions d'abord osé concevoir. Au bout de deux mois environ, M. Chaumette avait recouvré son teint, ses forces et sa santé.

XIe OBSERVATION.

Panhypémie idiopathique chez l'homme ; mort, autopsie. Par M. le professeur Piorry.

(*Traité de médecine pratique*, t. 3, p. 66.)

M. G..., homme robuste, âgé de cinquante ans, éprouvant quelques chagrins domestiques, perdit l'appétit, ou plutôt cessa de prendre une quantité d'aliments suffisante pour réparer les pertes journalières qu'il faisait. Il paraît aussi qu'il s'était livré avec excès aux plaisirs vénériens. Bientôt il s'affaiblit, pâlit, éprouva des syncopes aussitôt qu'il se levait, et fut atteint de palpitations tumultueuses et fréquentes, pour peu qu'il se livrât à un exercice continu. Cependant une pâleur extrême ne tarda pas à survenir; les lèvres, la langue, furent complétement décolorées; le pouls devint tout à fait dépressible ; les veines cessèrent d'être apparentes ; le sang qu'on voyait à travers les parois des veines de la main offrait une teinte rosée très-claire. Il fallut que le malade gardât le lit. Cependant les évanouissements devinrent de plus en plus fréquents et se prolongèrent. Les poumons, très-sonores, ne donnaient aucun signe de maladie ; il n'y avait point de râle, ni de toux ; la région du cœur était assez sonore; aucun symptôme de souffrance gastro-entérique n'existait. Il y avait déjà plusieurs semaines que M. G... mangeait à peine, puis il se refusa avec une obstination extrême à prendre des aliments, et, en moins d'un mois, nous le vîmes s'affaiblir encore chaque jour; ne *point maigrir,* mais devenir tellement anémique, que je ne me rappelle pas avoir vu d'autres personnes l'être à un tel point. Il succomba, comme on le pense bien, à la suite d'une *syncope* et *sans râle*. Tous les organes furent explorés avec la plus grande attention; *ils étaient presque complétement exsangues*. Il y avait, en tout, quelques cuillerées de sang dans les cavités du cœur et dans les grosses veines. Les poumons, après l'ouverture du thorax, étaient pâles, affaissés et revenus sur eux-mêmes, au fond de la poitrine. Les bronches étaient complétement vides, et leurs ramifications ne contenaient pas d'écume. Rien à noter vers le cerveau que sa décoloration. On s'assura que nulle part il n'existait de cancers ou de tubercules.

XIIe OBSERVATION.

Chlorose chez l'homme, par le Dr Blaud (de Beaucaire).

(*Revue médicale*, t. 1, p. 33; 1846.)

M. D... (de Lunel), âgé de trente-trois ans, homme de lettres, d'une forte constitution, vint nous consulter, le 2 juin 1841, pour une affection dont il était tourmenté depuis plusieurs mois, et qui avait résisté à tous les moyens qu'on avait employés pour la combattre.

Il avait éprouvé d'abord une vive céphalalgie périodique, ayant son siége principal à l'occiput et se propageant parfois jusqu'à l'un et l'autre orbite. Cette douleur était aiguë, lancinante, et augmentait par les mouvements du corps. Peu de temps après, survinrent la décoloration de la face, une grande faiblesse dans le système musculaire, des palpitations de cœur et une grande dyspnée pendant la locomotion, un bruit de souffle dans les oreilles, de la fréquence dans le pouls, un malaise insupportable, une anxiété extrême, un découragement profond et une inquiétude allant jusqu'au dégoût de la vie.

Parmi les médecins à qui il s'était adressé, les uns considérèrent la maladie comme une lésion organique du cœur, les autres comme une affection du foie, d'autres de la rate, et ils lui prescrivirent divers traitements qui tous demeurèrent sans effet.

En examinant l'état du malade, nous nous convainquîmes que le cœur n'était pas lésé essentiellement, que les palpitations de cet organe n'étaient que des symptômes sympathiques liés à une autre affection, que le foie et la rate étaient dans leur état normal; et d'après la pâleur de la face, le bruit de souffle dans les oreilles, la dyspnée pendant la locomotion, et l'état moral du malade, nous le jugeâmes atteint d'une chlorose portée au plus haut degré.

Nous lui prescrivîmes nos pilules antichlorotiques, et le 12 juin, c'est-à-dire après douze jours de traitement, il fut entièrement guéri.

XIIIe OBSERVATION (inédite).

Chlorose primitive chez l'homme, par le Dr Marchal (de Calvi).

(L'analyse du sang et le traitement avaient été publiés dans les *Arch. gén. de méd.*, 1851.)

Un condamné militaire, âgé de vingt-cinq ans, entré une première fois à l'hôpital pour des palpitations, et bientôt après vivant, pendant assez longtemps, au milieu de conditions antihygiéniques (en prison), privé de soleil, d'exercice, mal nourri, pris du choléra dans la dernière épidémie, valétudinaire depuis lors, en proie au chagrin de sa condamnation, entra au Val-de-Grâce le 12 novembre 1850, dans le service de M. Marchal (de Calvi). Il avait les symptômes d'une anémie primitive ou chlorose : décoloration complète de la peau de tout le corps, notamment de la face, qui était d'un jaune verdâtre et comme diaphane; pâleur tout à fait exsangue des membranes muqueuses des paupières, des lèvres et des gencives; points névralgiques très-douloureux sur le trajet des nerfs trijumeaux; intermittence et irrégularité des battements du cœur, bruit de souffle carotidien à double courant; pouls fort, pléthorique, généralement peu fréquent, traduisant, comme de raison, les irrégularités de la circulation cardiaque; essoufflement; appétit capricieux, plus souvent nul; découragement profond; extrême faiblesse, au point que le malade s'affaissait au bout de quelques pas et s'évanouissait. Du reste, sans avoir précisément de l'embonpoint, il était, comme on dit vulgairement, assez en chair.

Il fut mis à un régime tonique et sédatif. — Eau de laurier-cerise, cresson, carbonate de fer, aux doses de 0,05, 1 gramme et 2 grammes par jour; nourriture animale substantielle.

Ce traitement, continué pendant deux mois, ne donna aucun résultat. On pratiqua une petite saignée, parce qu'il y avait pléthore séreuse.

L'analyse du sang fut faite par M. Poggiale, pharmacien du Val-de-Grâce, qui le trouva ainsi composé :

Eau	868,61
Fibrine	3,38
Globules	39,59
Albumine	79,31
Matières grasses	2,03
Sels alcalins et terreux	5,72
Peroxyde de fer	0,39
Perte	0,97
	1000

Le chiffre des globules 39, à notre connaissance, est le plus inférieur trouvé dans la chlorose chez un individu du sexe masculin.

Le carbonate de fer, administré pendant deux mois, n'ayant pas réussi, M. Marchal prescrivit les pilules de fer de Blancard, et l'usage du boudin aux deux repas.

Après un mois, le malade avait pris 150 pilules d'iodure de fer, et mangé 7 kilogrammes de boudin; sa guérison était parfaite. Il s'exprime ainsi dans la relation de sa maladie: «Je suis changé du jour à la nuit; je ne me reconnais plus ou me crois dans un autre monde.»

M. Poggiale, ayant analysé 100 grammes de boudin, a obtenu le résultat suivant:

Eau.	59,46
Globules.	36,78
Sels alcalins	3,40
Peroxyde de fer.	0,36

Il suit de là que, dans l'espace d'un mois, le malade a ingéré, dans 7 kil. de boudin, un peu plus de 25 grammes de peroxyde de fer, à supposer que le fer existe dans le sang à l'état de peroxyde.

M. Marchal, dans la même vue qui lui a fait prescrire le boudin, administre des pilules cruoriques préparées avec le sang de bœuf desséché.

XIVe OBSERVATION (inédite).

Anémie idiopathique chez l'homme; par le Dr Pidoux, médecin des hôpitaux de Paris.

Le nommé X..., âgé de dix-huit ans, entre à l'hôpital Bon-Secours, dans le service de M. Pidoux, le 10 juin 1852.

Il est blond et n'a jamais été malade. Son système musculaire est assez développé. Au fond, sa constitution paraît bonne. Il est exempt de toute affection organique, et ne paraît pas scrofuleux. Sa profession d'ébéniste n'exige pas de lui des travaux au-dessus de ses forces. Il a toujours été passablement nourri, habite une chambre saine, n'a fait, dit-il, ni excès de table, ni excès de lit, et assure de plus n'avoir jamais abusé de la masturbation de manière à altérer sa santé. Il n'a point été exposé à des émanations métalliques de nature à produire une cachexie.

Son teint est d'un blanc mat; ses lèvres, sa langue, les conjonctives, sont décolorées. Il se plaint d'une grande faiblesse musculaire, de tristesse involontaire et sans cause morale, d'étourdissements, de bourdonnements d'oreille, de palpitations de cœur et d'essoufflement dès qu'il marche ou s'agite un peu. Ses digestions ne sont pas mauvaises; il est constipé. Ses urines, sans être d'une abondance anormale, sont pâles, aqueuses et très-légères. Il n'a ni spermatorrhée, ni phimosis. Pourtant les parties génitales, les poils pubiens, la barbe, ne sont pas aussi développés qu'il semble qu'ils dussent l'être à cet âge, et eu égard au développement du reste de la constitution. Il n'y a pas, et il n'y a jamais eu d'hémorrhagies ni de saignées. Les bruits du cœur sont éclatants et perçus dans une grande étendue; à la base on entend un bruit de souffle doux, mais intense dans son genre. Aux carotides, ce bruit est double ou continu. Le doigt appliqué sur ces artères reçoit l'impression du frémissement appelé *bruit de mouche*. Indépendamment de tous ces caractères d'appauvrissement de l'élément cruorique du sang, le malade éprouve des névralgies erratiques; ainsi, des douleurs lancinantes dans la branche maxillaire inférieure du trifacial, et dans le plexus cervical superficiel. Il n'y a pas de névralgie temporale proprement dite, mais des élancements très-douloureux dans le sinciput. Des éclairs de névralgie sillonnent aussi parfois les nerfs intercostaux, et des douleurs analogues se font sentir de temps en temps dans les nerfs de l'avant-bras, des jambes et de la plante des pieds. Rien, d'ailleurs, ne peut autoriser le soupçon d'une maladie primitive de la moelle épinière.

Le fer, un régime fortifiant, les bains sulfureux et gélatineux, sont mis en usage avec succès, mais un succès moins rapide que celui que ces moyens obtiennent chez les jeunes filles atteintes de chlorose franche. Le malade sort beaucoup mieux qu'il n'était entré, le 26 juin, mais insuffisamment rétabli.

Remarques. Fréd. Hoffmann, qui admet la chlorose des jeunes garçons, l'attribue à ce que les organes génitaux, imparfaitement développés, sont en retard d'exercer sur la constitution, sur l'état du sang, l'influence virile qu'ils doivent y exercer à un certain âge. Il est positif que la chlorose des jeunes garçons se voit assez souvent chez ceux qui ont abusé de la masturbation, et prématurément exténué l'appareil sexuel, ainsi que l'énergie sécrétoire de l'appareil formateur du sperme. Les remarques de M. Fleury, sur la puissance qu'a le *phimosis* de produire des accidents hypochondriaco hystériques chez les jeunes garçons, et une anémie inséparable, militent en faveur de l'opinion d'Hoffmann.

Mais la chlorose des garçons, si elle se rapproche sous ce rapport de celle des filles, en diffère symptomatologiquement sous beaucoup d'autres. La couleur du teint n'est pas la même, et les désordres nerveux sont bien moins intenses.

Elle guérit aussi sinon plus rapidement, au moins plus solidement. La récidive chez les filles est très-commune; chez les garçons, elle est très-rare.

XVe OBSERVATION (inédite).

Chlorose idiopathique chez l'homme, par J. Uzac.

Viard, chaussonnier, âgé de dix-huit ans, couché lit n° 26, salle Saint-Jean-de-Dieu, hôpital de la Charité.

Ce jeune homme est blond, petit, peu musclé, délicat, d'une constitution faible, d'un tempérament lymphatico-nerveux. Il est entré en apprentissage à l'âge de douze ans et demi, dans une maison où l'on était d'une sévérité extrême à l'égard des devoirs religieux. L'enfant dut, à l'âge de treize à quatorze ans, jeuner et faire maigre pendant tout le carême, et assister chaque jour à plusieurs heures d'offices.

Le premier carême l'affaiblit notablement, et c'est à partir de cette époque qu'il a commencé à éprouver des accidents que l'influence du logement a sans doute contribué à augmenter. En effet, l'atelier où il travaillait était étroit, presque toujours fermé, et plusieurs ouvriers y étaient réunis. Pendant l'été, la chaleur était étouffante; en automne et au printemps, il y régnait une humidité continuelle, et pendant l'hiver, on y allumait un poêle de fonte dont la chaleur était telle, qu'il est arrivé à Viard de vomir jusqu'à trois fois dans la même journée.

La maladie a commencé par des vertiges, de la pesanteur de tête, accidents pour lesquels on a mis quelques sangsues aux chevilles. Le malade est devenu pâle; des étouffements et des palpitations se sont manifestés; une céphalalgie permanente s'est établie, ainsi que des douleurs de dos et d'estomac. Les forces s'affaiblirent lentement, et pour le moment actuel, il est incapable de se livrer à ses occupations journalières.

Il est entré à l'hôpital le 30 juillet 1852, et nous constatons ce qui suit:

Apyrexie; Maigreur prononcée, décoloration générale de la peau et des muqueuses; yeux cernés; absence complète du relief des veines sous-cutanées; celles du dos des mains ont une couleur violette très-prononcé; pouls étroit, flasque, dépressible; battements du cœur fréquents (88 par minute), mais faibles et réguliers, choc de la pointe médiocrement prononcé; bruit de soufle doux au premier temps à la base du cœur, se prolongeant le long du trajet de l'aorte, et remplacé dans les vaisseaux du cou, à gauche, par un souffle continu, avec un renforcement isochrone à la diastole artérielle, et accompagné par intervalles de sons musicaux plaintifs.

Flaccidité des chairs, très-peu de force musculaire; le caractère paraît altéré, triste et concentré; sensation d'un frémissement continuel dans tout le côté gauche du corps; plusieurs points anestésiques; crampes; sommeil agité.

Le malade se plaint de douleurs à l'épigastre et au dos, augmentant par la pression; pesanteur de tête continuelle; inappétence, goût décidé pour les substances acides; digestions laborieuses; gonflement épigastrique; constipation habituelle qui dure pendant huit jours.

Palpitations. Étouffements dans la marche, la course; impossibilité de monter rapidement un escalier; points de côté fréquents, mais passagers; intégrité complète des organes respiratoires; aucun indice de tuberculisation.

Tous les autres organes parfaitement sains.

L'état des organes génitaux permet de soupçonner des habitudes de masturbation.

Traitement. Vin de quinquina, sirop de gentiane, pilules de lactate de fer, bains sulfureux, viandes rôties.

Sous l'influence de ce traitement, la céphalalgie a disparu rapidement; les palpitations ont diminué, et le malade s'est senti promptement soulagé. Les forces commençaient à revenir lorsqu'il a voulu quitter l'hôpital le 9 août.

XVIe OBSERVATION (inédite).

Chlorose idiopathique chez l'homme, par J. Uzac.

Le nommé Eugène-Nicolas Valentin, âgé de dix-huit ans, ouvrier emballeur, né à Paris, entre à la Charité, salle Saint-Jean-de-Dieu, lit n° 2, le 24 janvier 1853.

Ce jeune homme, d'une taille moyenne, à cheveux châtains foncés, d'un teint ordinairement assez coloré, d'un tempérament lymphatique, d'une constitution assez forte, dont le père et la mère se portent bien, ayant toujours eu un logement sain et une nourriture suffisante, n'a jamais éprouvé de maladie grave; seulement, dans son enfance, il a eu des glandes au cou, un écoulement muco-purulent de l'oreille, du mal aux yeux et à la tête. Comme traitement, on lui mit au bras un vésicatoire, et on lui donna quelques légers purgatifs. Tous ces accidents disparurent vers l'âge de huit ans; les glandes n'ayant jamais suppuré, il n'eut pas de cicatrice au cou.

A partir de ce moment, Valentin jouit d'une bonne santé jusqu'à l'âge de douze ans et demi.

Il fut alors mis en apprentissage; mais il prit bientôt l'habitude de la masturbation, qui amena des maux de tête, des étourdissements, des bouffées de chaleur à la face, du sifflement dans les oreilles, des palpitations. Un médecin consulté ordonna des sangsues à l'anus et un purgatif. Ce traitement produisit de l'amélioration; mais, au bout d'un mois, les symptômes ci-dessus se manifestaient de nouveau. Le malade, continuant ses habitudes de masturbation, resta dans le même état jusqu'au 1er janvier 1853. On lui appliquait tous les ans 8, 10 à 12 sangsues à l'anus, et on lui donnait un purgatif; ce qui produisait toujours un mieux momentané. Son état est demeuré stationnaire ou ne s'aggravant qu'avec beaucoup de lenteur.

Dans sa profession d'emballeur, Valentin, assez vigoureux, s'acquittait de sa besogne; mais il éprouvait souvent des lassitudes, de l'essoufflement, des palpitations.

Dans le courant de 1852, il se livra en sus à quelques excès de femmes; et, vers la fin de l'année, les symptômes qui l'incommodaient allèrent en augmentant d'une manière sensible, au point, qu'au commencement de cette année, il lui fut impossible de continuer son travail. Il resta alors chez ses parents pour se reposer pendant quelques jours; mais, comme il n'allait pas mieux par le repos, il est entré à l'hôpital le 24 janvier.

L'appétit avait toujours été bon, la digestion régulière; pas de constipation; peu d'amaigrissement, pas de fièvre.

État actuel. Le malade a les joues naturellement assez colorées, seulement l'ovale inférieur du visage est d'une pâleur un peu jaunâtre. Les lèvres sont assez roses, les muqueuses buccale et nasale décolorées. La sclérotique paraît amincie, bleuâtre. Dans le courant de l'année dernière, des glandes ont reparu au cou; elles ont persisté, et on les reconnaît au palper.

L'appétit est bon comme toujours, les digestions aussi; pas de constipation.

Pas de voussure précordiale à la vue ni au palper. On trouve à la percussion l'étendue normale de la matité du cœur. A l'auscultation, le premier bruit est voilé par un souffle doux, mais cependant assez prononcé, allant en diminuant de la base à la pointe, et entendu aussi dans l'aorte, les sous-clavières, les carotides et les crurales. Au bruit de souffle doux, qui se fait entendre dans la région cervicale à droite, s'ajoute, par intervalles, un murmure continu musical, renforcé à chaque contraction du cœur, de manière à constituer le bruit de diable. La présence de ce dernier bruit n'est pas constante.

A l'état de repos, l'impulsion du cœur est faible; mais, s'il marche, s'il fatigue, s'il monte des escaliers, il éprouve des palpitations, qui n'ont jamais été jusqu'à lui faire perdre connaissance. Le pouls est mou, et bat à 60 par minute. Pas de fièvre.

Le nombre des respirations est de 28 à la minute, à l'état de repos; mais, s'il éprouve de la fatigue, ce nombre s'accroît, il y a dyspnée. Lorsqu'il mange, il est quelquefois obligé de s'arrêter, parce qu'il est pris d'étouffement.

Le travail est devenu impossible.

Les poumons, percutés et auscultés en avant et en arrière, n'offrent rien d'anormal sous les clavicules au-dessus des omoplates et dans le reste de leur étendue. On ne découvre rien non plus dans l'examen des organes de la cavité abdominale.

Parfois des étourdissements, de la céphalalgie fronto-temporale; un point douloureux plus sensible à la pression au côté gauche du thorax; rien le long du rachis. Tristesse; sommeil lourd et peu réparateur.

Peu d'amaigrissement; perte des forces.

De temps en temps, bouffées de chaleur à la face.

Pas d'anaphrodisie, pas de pollutions nocturnes.

Traitement. Viande rôtie, vin; tous les jours, 3 pastilles de lactate de fer de 0,20.

Le malade, après huit jours de ce traitement, reprend des forces. Les palpitations surtout ont sensiblement diminué; mais, bien qu'il ne soit pas encore guéri, il sort le 2 février de l'hôpital, ce milieu n'étant pas favorable à l'hygiène à suivre dans le traitement de cette maladie. On lui recommande les pastilles de lactate de fer, le régime approprié, de l'exercice, et la renonciation à ses mauvaises habitudes.

TABLE.

www.ingramcontent.com/pod-product-compliance
Ingram Content Group UK Ltd.
Pitfield, Milton Keynes, MK11 3LW, UK
UKHW021111220726
13924UKWH00004B/1644